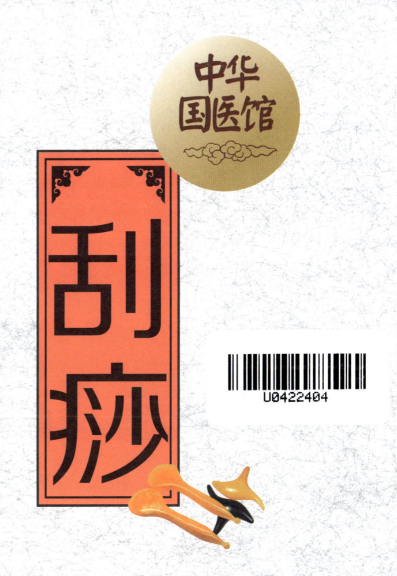

# 刮痧

中华国医馆

黄海涛 编著

成都时代出版社

# 序言 Prologue

## 活血化瘀调阴阳，舒筋通络行气血

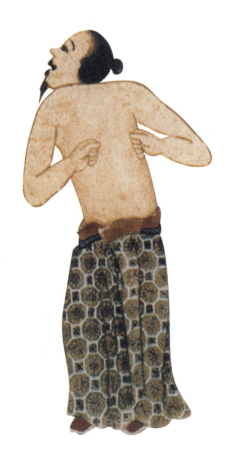

中医学是中华文化的瑰宝，是中国"四大国粹"之一。其扶正固本、扶正祛邪的思想和治未病重养生的理念，在治疗疾病、调理身心方面有重要意义。

刮痧作为中医治疗常用的方法，以其简便易行、无副作用，被古人列为各种治疗手段之首。刮痧根据中医十二经脉及奇经八脉，遵循"急则治其标"的原则，运用牛角、玉石等刮痧工具，蘸刮痧润滑剂在皮肤相应部位上进行反复刮拭，使局部皮肤发红充血，从而达到疏通经络、活血化瘀等目的的疗疾保健方法。现代科学也证明，刮痧可以扩张毛细血管，增加汗腺分泌，促进血液循环，对于高血压、中暑、肌肉酸疼等所致的痹症都有立竿见影之效。经常刮痧，可起到调整经气、解除疲劳、增强免疫力的作用。

本书用科学简洁的语言，配上清晰准确的图片，将刮痧必知的方法、适用证、禁忌证以及常用经穴、位置、主治、手法做了系统说明，让您轻松学会用刮痧来治疗近80种常见疾病，并用以减压、养生、美容。为便于读者方便、准确地找到穴位，本书对人体经络系统和常用取穴方法也均有介绍，是一本非常适合家庭自疗的保健书。

一册在手，一看就懂，一学就会，一刮就灵！

# 目录 Contents

## 第一章 刮痧疗法基本常识

### 刮痧疗法概述 .................................................. 2
◎痧和刮痧的含义　◎刮痧疗法简史

### 刮痧疗法的医理 .............................................. 4
◎活血祛瘀　◎调整阴阳　◎舒筋通络　◎自体溶血
◎调整信息　◎排除毒素

### 刮痧与疾病的诊断 .......................................... 6
◎判断病因、病情　◎判断病势　◎判断病位

### 常用刮痧工具 .................................................. 7
◎刮痧板　◎刮痧润滑剂

### 刮痧注意事项 .................................................. 9

### 刮痧反应的处理方法 ...................................... 10
◎正常反应　◎异常反应（晕刮）及处理

### 刮痧禁忌 ........................................................ 11

## 第二章 实用刮痧操作技巧

### 刮痧操作的种类 .............................................. 14
◎持具操作　◎徒手操作

### 刮拭操作方法 .................................................. 17
◎持板方法　◎刮拭方法　◎补、泻手法

### 人体各部位的刮痧方法 .................................. 19
◎头部　◎面部　◎颈部　◎胸部　◎腹部　◎背部　◎四肢　◎膝关节

### 刮痧前的准备 .................................................. 24

◎工具的选择　◎体位的选择　◎术前的消毒

## 刮痧操作步骤 ........................................................... 25
◎施术　◎医患交流　◎刮痧时间　◎刮痧次数　◎刮痧后的处理

## 刮痧操作要领 ........................................................... 27

# 第三章　74种常见病症的刮痧疗法

## 呼吸系统常见病 ........................................................ 30
◎感冒　◎过敏性鼻炎　◎慢性咽炎　◎慢性支气管炎　◎肺炎　◎肺结核

## 消化系统常见病 ........................................................ 36
◎消化不良　◎慢性胃炎　◎胃下垂　◎恶心、呕吐　◎腹痛　◎肝硬化
◎肠炎　◎痔疮　◎慢性阑尾炎　◎细菌性痢疾　◎便秘

## 运动系统常见病 ........................................................ 49
◎颈椎病　◎肩周炎　◎急性腰扭伤　◎腰肌劳损　◎腰椎间盘突出症
◎坐骨神经痛　◎膝关节痛　◎踝关节扭伤

## 泌尿及生殖系统常见病 .............................................. 60
◎阳痿　◎早泄　◎遗精　◎前列腺炎　◎肾炎　◎月经不调
◎痛经　◎闭经　◎盆腔炎　◎带下病

## 中老年常见病 ........................................................... 73
◎健忘　◎脑中风后遗症（偏瘫）　◎白内障　◎冠心病
◎心肌梗死　◎高血压　◎糖尿病　◎帕金森病　◎更年期综合征

## 小儿常见病 .............................................................. 84
◎小儿疳积　◎小儿百日咳　◎小儿高热　◎小儿腹泻　◎小儿遗尿

## 面部常见病 .............................................................. 89
◎雀斑　◎黄褐斑　◎痤疮　◎面瘫　◎酒渣鼻

## 其他常见病 .............................................................. 95
◎头痛　◎偏头痛　◎斑秃　◎近视　◎青光眼　◎眩晕　◎鼻出血　◎耳鸣

◎落枕　　◎失眠　　◎神经衰弱　　◎惊悸　　◎中暑　　◎贫血　　◎肥胖症
◎妊娠呕吐　　◎产后缺乳　　◎乳腺增生　　◎乳腺炎　　◎神经性皮炎

## 第四章 日常保健刮痧疗法

### 头部保健刮痧 ...... 120
### 颈、背、腰、骶部保健刮痧 ...... 122
◎颈部　　◎背部　　◎腰部　　◎骶部
### 胸、腹部保健刮痧 ...... 127
◎胸部　　◎腹部
### 肘、膝关节以下保健刮痧 ...... 130
◎肘关节以下　　◎膝关节以下
### 耳、手、足部保健刮痧 ...... 134
### 其他日常常用保健刮痧疗法 ...... 135
◎消除疲劳　　◎乌发美发　　◎排毒美容

## 第五章 人体腧穴使用手册

### 人体的经络系统 ...... 140
◎经络的组成　　◎经络的作用　　◎经络的应用
### 人体经络腧穴 ...... 142
◎腧穴的概念　　◎腧穴的分类　　◎腧穴的作用　　◎刮痧常用经络腧穴
### 刮痧常用取穴方法 ...... 154
◎骨度分寸取穴法　　◎同身寸取穴法　　◎人体标志取穴法　　◎简便取穴法

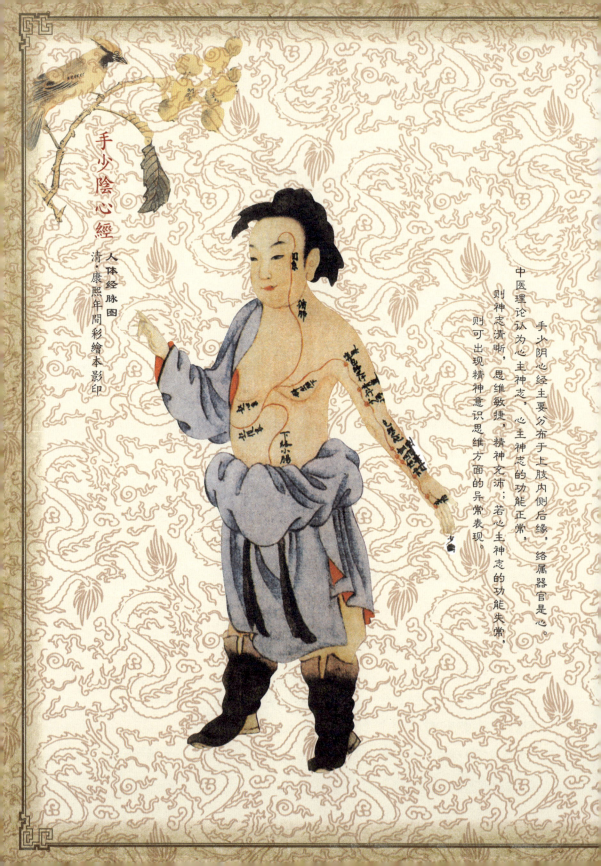

# 第一章 刮痧疗法基本常识

　　刮痧疗法是中国传统的自然疗法之一，它以中医的脏腑经络学说为理论基础，博采针灸、按摩、拔罐等中国传统非药物疗法之长，治疗方法极具特色而又自成体系。经过历代医家的精心研究、总结和创新，时至今日，刮痧疗法的治疗范围已扩展到400多种疾病，其防病、治病和保健的功效显著，尤其是对颈椎病、风湿性关节炎和高血压等一些疑难杂症具有立竿见影的效果。

# 刮痧疗法概述

刮痧疗法适应症广、疗效明显、操作方便、经济安全，深受广大患者的欢迎，其影响和应用范围也越来越大，不仅在中国，而且在世界各地也得到广泛应用。

## 【痧和刮痧的含义】

### ◎ 痧

痧是指因皮肤的屏障作用，渗出于血脉之外、存在于皮下组织间的含有体内毒素的血液。刮拭部位所出现的红色、紫红色、暗青色或青黑色的斑点、斑块，就是痧。

痧证不是一种独立的病，而是许多疾病的共同症候，许多疾病都可出现淤象，故有"百病皆可发痧"的说法。

### ◎ 刮痧

刮痧是以中医皮部理论为基础，遵循"急则治其标"的原则，用牛角、玉石等工具蘸刮痧润滑剂在皮肤一定部位反复刮拭，以达到疏通经络、活血化淤目的的一种疗病、保健方法。

人体营养物质和代谢产物的交换是在血液微循环中进行的。而脏腑功能障碍、代谢产物潴留、免疫机能异常、炎症与结缔组织病变等均会造成微循环障碍，从而导致营养物质和代谢产物不能正常交换，使组织器官的代谢产物积聚而成为体内毒素。这些毒素会使血液流动速度明显减慢，血管腔扩张和通透性离乱。刮痧就是通过刮压的

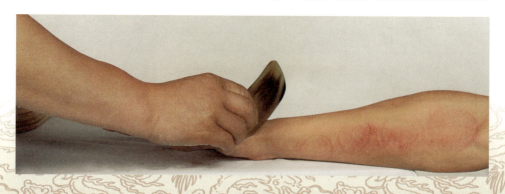

力量使通透性离乱的毛细血管破裂，含有体内毒素的血液渗出脉外，从而促进血液、淋巴液和组织液的循环，改善病变器官组织的营养状况，起到治病疗疾的作用。

## 【刮痧疗法简史】

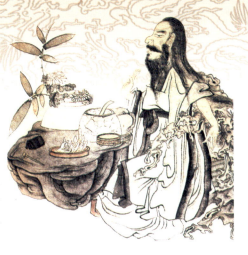

刮痧疗法是中国传统的自然疗法之一，具有悠久的历史。它是中国劳动人民几千年来在与疾病作斗争的过程中，总结出来的一套长期流行于民间、独具特色而又行之有效的治疗方法。

早在远古时期的石器时代，人们自觉不自觉地会用手或者物品来刮擦疼痛部位，以达到缓解疼痛、减轻疾病的效果。后来人们发现，用被烘烤热了的石头摩擦身体，可以治疗风湿和肿毒，而用烤热的砭石刺破脓肿可以促其痊愈。人们对这些方法的摸索和总结，就成为"刮痧"治病的原始雏形。

到了青铜器时代，随着冶金技术的发展，人们冶炼出了比砭石更加精细的铁，并用铁制作成了类似现代人用的针的工具。随着针灸经络理论的发展，民间开始流传使用边沿钝滑的铜钱、汤匙、玉器等器具，在皮肤表面相关经络部位反复刮拭，直到皮下出现红色或紫色的淤斑，以祛邪外出、开泄痧疾，并最终演变成为一种自然疗法。

最早记载刮痧疗法病例的是《扁鹊传》。唐代，民间已有人开始用苎麻刮痧治病。宋代王裴在著作《指述方瘴疟论》中称之为"挑草子"。元代医学家危亦林在1337年撰成的《世医得效方》中，对刮痧治病这一疗法有了较为详细的记载。

明代，有关刮痧治病的记述已更为详尽。著名医家张景岳就十分推崇刮痧，并在其巨著《景岳全书》中，从理论上为刮痧奠定了基础。医学家张凤逵在《伤暑全书》中，对痧证的病因、病机、病状都有具体的描述。至清代，医学家郭志邃撰写了第一部刮痧专著《痧胀玉衡》（1674年），对痧的病源、流行、表现、分类、刮痧方法、工具以及综合治疗方法等都做了较为详细、系统的阐述。其后的医学家夏云集的《保赤推拿法》（1885年）中则记载："刮者，医指挨皮肤，略加力而下也。"因其多用于治疗夏季外感中暑或湿热温疟疫毒之疾，所以也称为"夏法"。随后陆乐山的《养生镜》（1892年）问世，这本著作与郭志邃的《痧胀玉衡》一同为刮痧成为一门专科技术奠定了理论基础。

从17世纪到20世纪初,刮痧疗法的治疗范围逐渐扩大,治疗方法日趋完善,治疗工具不断丰富和精细化,刮痧润滑剂也趋于科学化、专业化,使其不仅在民间广为传用,而且在医学界也有了一定的地位。

尤其是最近几十年以来,刮痧疗法与现代医学相结合,增加了新的科学内涵,表现出了更具突破性的发展。如刮痧手法上,对不同病症有了补法、泻法等不同手法;刮痧工具的改进上,有了更加适应人体结构形状特点的刮板;刮痧油的种类更加丰富、对症效果更加专业;治病的范围更是增加到了能够预防和治疗400多种疾病。

现代刮痧疗法集防病、治病、保健于一体,因其易学易懂、简便易行、经济安全的特点,以及对日益增多的疑难杂症的独特疗效,正受到越来越多人的认可和推崇。

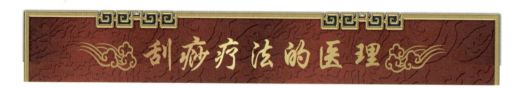

## 刮痧疗法的医理

**刮痧疗法的医理主要体现在以下六个方面:**

### 【活血祛瘀】

通过调整肌肉的收缩和舒张,刮痧疗法可使组织间压力得到调节,促进刮拭组织周围的血液循环,增加组织流量,起到"活血化瘀"、"祛瘀生新"的作用。

### 【调整阴阳】

刮痧有明显的调整阴阳平衡(主要是调节内脏功能)的作用。如对肠蠕动亢进者,在腹部和背部等处进行刮痧,可使亢进者受到抑制而恢复正常;反之,肠蠕动功能减退者,则可促进其蠕动恢复正常。这说明刮痧可以改善和调整脏腑功能,使脏腑阴阳得到平衡。

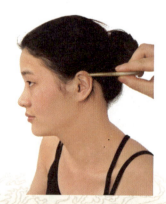

## 【舒筋通络】

在临床中，我们会发现，凡有疼痛则肌肉必紧张，凡有肌肉紧张又势必疼痛，它们常互为因果。通过刮痧治疗，可以消除疼痛病灶，肌肉紧张也就随之消除；如果使紧张的肌肉得以松弛，则疼痛感和压迫症状也可以明显减轻或消失，同时有利于病灶修复。

刮痧消除疼痛和肌肉紧张、痉挛的主要机理：一是加强局部循环，使局部组织温度升高；二是在刮痧板直接刺激作用下，提高了局部组织的痛阈；三是紧张或痉挛的肌肉通过刮痧板的作用得以舒展，从而解除其紧张痉挛，以消除疼痛。

## 【自体溶血】

刮痧疗法的出痧过程是一种从血管扩张渐至毛细血管破裂，皮肤局部充血而形成瘀血斑的现象，此等血凝块（出痧）不久即能溃散，从而起到自体溶血作用，形成一种新的刺激素，加强局部的新陈代谢，且有消炎的作用。自体溶血是一个延缓的良性弱刺激过程，其不但可以刺激免疫机能，使其得到调整，还可以通过向心性神经作用于大脑皮质，继续调节大脑的兴奋程度和内分泌系统的平衡。

## 【调整信息】

人体的各个脏器都有其特定的生物信息（各脏器的固有频率及生物电等），当脏器发生病变时有关的生物信息就会变化，而脏器生物信息的改变可影响整个系统乃至全身的机能平衡。而刮痧，正是通过以刺激或传递能量的形式作用于体表的特定部位，使之产生一定的生物信息，再通过信息传递系统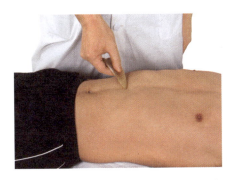输入到有关脏器，对失常的生物信息加以调整，从而起到对病变脏器的调整作用。这正是刮痧治疗的依据之一。

## 【排除毒素】

刮痧过程可使局部组织形成高度充血，血管神经受到刺激使血管扩张，血流及淋巴液流增快，吞噬作用及搬运力量加强，使体内废物、毒素加速排出，组织细胞得到营养，从而使血液得到净化，增加了全身抵抗力，可以减轻病势，促进康复。

# 刮痧与疾病的诊断

刮痧可治疗疾病，但更注重预防疾病。临床发现，完全健康的人，刮拭后不会出现痧；而无症状但有潜伏病变的人刮痧后会有痧，且痧的部位、颜色、形态、数量与人的体质、病变部位、病情轻重、病程长短密切相关。

## 【判断病因、病情】

从痧的色泽来说，痧色鲜明多为热邪所致的急症；痧色晦暗则多为寒湿所致的陈旧性病症。

从出痧的数量上来说，同样的病症，出痧多则为实热证、痰湿证、血淤证；出痧少则为气血不足的虚证。

有时痧的形态也可反映病变的形态，如乳腺增生患者背部乳腺对应区痧斑均匀，表示乳腺弥漫性增生；条索或色块状痧，表示乳腺为条索状或结节状增生。

## 【判断病势】

从痧的颜色、形态和体内的毒素含量多少来判断病势。病变部位缺氧时间长，微循环障碍面积大，出痧也就多；而体内毒素少，痧色浅，出痧也少。如果痧色浅、分布少，阳性反应物（疼痛、结节等）小、柔软，敏感区疼痛较轻，则反映体内毒素少，病情较轻；如果痧色深、分布多，阳性反应物（疼痛、结节等）大、坚硬，敏感区疼痛较重，则反映体内毒素多，病情较重。

如果通过刮痧治疗，痧色由深变浅，分布由集中到分散，阳性反应物由硬变软，敏感区疼痛逐渐减轻，说明病情趋于好转；反之，则说明病情加重了。

## 【判断病位】

出痧和出现阳性反应物的部位有一定的规律性，这种规律性与经络的循行分布、全息穴区的分布以及脏腑器官、经络病理状态有直接关系。掌握这种规律，排除局部病变，就可以根据出痧和阳性反应物的部位来判断疾病的病位。尤其是以第一次刮出的痧和出现的阳性反应物来判断病位最为准确。比如某全息穴区有痧和阳性反应物，就可判断该全息穴区所对应的肢节有病变；某脏腑的体表投影区有痧和阳性反应物，即反映该脏腑有病变；背部膀胱经心俞位出痧，有阳性反应物，可判断疾病在心脏。

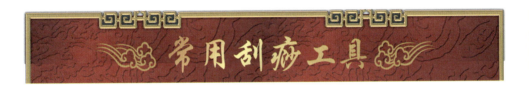

临床常用的工具为刮痧板和刮痧油。

## 【刮痧板】

古代用碗、汤勺、铜钱、嫩竹板等作为刮痧工具，虽取材方便，有一定的刮痧治疗作用，但其本身并无药物治疗作用，现已很少使用。随着刮痧工具的改进，天然水牛角质地坚韧、光滑耐用、材源丰富、加工简便，成为很好的刮痧板原材。而且水牛角本身就是一种中药，具有发散行气、清热解毒、活血化淤的作用，对人体肌肉表面也不会产生不良作用。

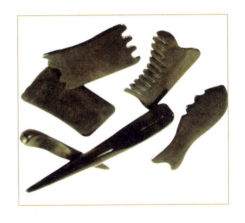

刮痧板有厚面、薄面和棱角。治疗疾病多用薄面刮拭皮肤，保健多用厚面刮拭皮肤，关节附近的穴位和需用点按的穴位多用棱角刮拭。此外，刮痧板一侧还有两曲线凹口，可对手指、脚趾、脊柱等凸面部位进行刮拭。刮痧板不可长期暴露在阳光下，否则容易出现断裂等现象。因此，应将刮痧板置于阴凉处，必要时在刮痧板上涂一层食用油或润肤油，收在密封袋里。

家中若没有刮痧板，可用木梳背、小铜勺柄、纽扣、玉饰坠或玉手镯替代。勿以金属铜制品、起锈制品或有缺口的瓷制品刮痧，以防对人体造成伤害。

## 【刮痧润滑剂】

古时以水、麻油、酒为刮痧的润滑剂，其主要功能为润滑，减小刮痧器具与皮肤之间的摩擦力，防止刮伤皮肤而引起感染。除上述几种润滑剂外，诸如万金油、驱风油、润肤油、凡士林、天然植物油、婴儿油等，都是很好的刮痧润滑剂，也可使用含红花、川芎、当归等配方的刮痧膏。但涂抹润滑剂时不宜一次涂得太多，只要有润滑作用即可。刮拭头部不用润滑剂，必要时可隔层薄布刮拭。

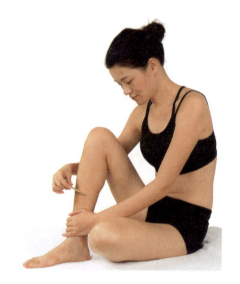

●清水。紧急情况下最常用的辅助材料，如在野外出现痧证而无其他辅助材料时，可用矿泉水等作为润滑剂。

●香油：味甘性平，具有补益精血、润肠通便、解毒生肌的功效，可治疗肠燥便秘、蛔虫、疮肿溃疡、皮肤皲裂、咳嗽等病症。

●菜油：具有补阴益气、行气化痰的功效，对暑天因痰气闭阻所致之胸脘痞闷不舒、恶心呕吐、身体困重的痧证疗效尤佳。

●花生油：味甘性平，具有润肺和胃的功效，可治疗燥咳、反胃、脚气、乳少等病症。

●茶油：营养成分丰富，具有清热化湿、杀虫解毒、乌发、明目、养颜等功效，适于治疗身体虚弱、精神不振、疳积等体虚病症。

●正红花油：具有活血祛淤、消肿止痛等功效，适宜治疗扭伤、挫伤、关节肿痛、腹胀腹泻、胸闷等病症。

●刮痧油：由多种中药与润滑性油质提炼而成，润滑与药效兼备，适于治疗陈旧损伤、关节炎、落枕等病症。

## 刮痧注意事项

● 刮痧治疗时应注意室内保暖，尤其是在冬季，应回避寒冷与风口。夏季刮痧时，应避免风扇直接吹刮拭部位。

● 刮痧出痧后30分钟以内忌洗凉水澡。

● 体弱年迈、儿童、特别紧张怕痛的患者宜用补法刮拭。随时注意观察病人的面色表情及全身情况，以便及时发现和处理意外情况。

● 病情重、病灶深，但体质好或疼痛性疾病患者，刮痧宜用泻法或平补平泻法刮拭；病情轻、病灶浅、但体质较差的患者，宜用补法。冬季或天气寒冷时刮痧时间宜稍长，夏季或天气热时刮痧时间则宜缩短。

● 前一次刮痧部位的痧斑未退之前，不宜在原处进行再次刮拭出痧。再次刮痧需间隔3～6天，以皮肤上痧退为标准。

● 每次治疗时刮拭时间不可过长，严格掌握每次刮痧只治疗一种病症的原则。

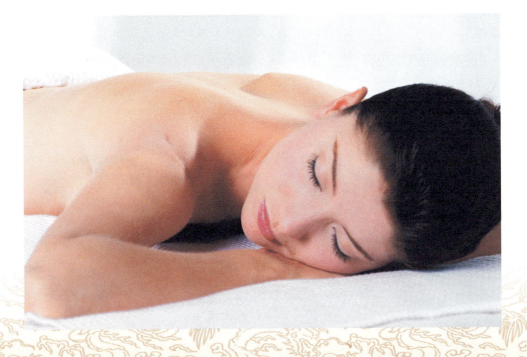

# 刮痧反应的处理方法

## 【正常反应】

刮痧后皮肤表面出现红、紫、黑斑或黑疱的现象，临床上称为"出痧"，是一种正常的刮痧治疗反应，数天后即可自行消失，毋需作特殊处理。刮痧尤其是出痧后1～2天，被刮拭的皮肤部位出现轻度疼痛、发痒、虫行感，自感体表冒冷气或热气，皮肤表面出现风疹样变化等情况，均是正常现象。

## 【异常反应（晕刮）及处理】

如果在刮痧过程中，患者出现头晕、目眩、心慌、出冷汗、面色苍白、四肢发冷、恶心欲吐或神昏扑倒等晕刮现象，应及时停止刮拭，迅速让患者平卧，取头低脚高体位。让患者饮用一杯温糖开水，并注意保温。迅速用刮痧板刮拭患者百会穴（重刮）、人中穴（棱角轻刮）、内关穴（重刮）、足三里（重刮）、涌泉穴（重刮）。静卧片刻即可恢复。对于晕刮应注意预防，如对初次接受刮痧治疗、精神过度紧张或身体虚弱者，应做好解释工作，消除患者对刮痧的顾虑，同时手法要轻，即用补法。若患者饥饿、疲劳、太渴时，不要对其刮痧，应令其进食、休息、饮水后再予刮拭。在刮痧过程中要精神专注，随时注意病人的神色，询问病人的感受，一旦有不适情况应及时纠正或及早采取处理措施，防患于未然。

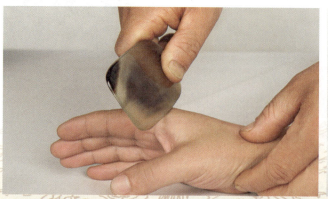
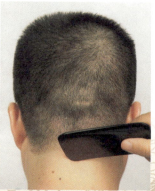

## 刮痧禁忌

● 下列疾病应慎用或轻手法刮拭：

①年老体弱、大病或手术之后、严重心脏病、严重肝肾功能不全者。

②有出血倾向疾病或重度贫血、再生障碍性贫血、白血病、血小板减少症等。

③糖尿病合并周围血管病变、静脉曲张等。

④心、肝、肾等功能不全引起的浮肿、尿潴留者。

● 下列疾病应避开局部，尽量在远端或周围刮拭：

①急性创伤、扭挫伤或皮肤破溃者。

②感染性病灶如疮、疖和其他感染病变。

③原因不明的皮下包块、肿块等。

④皮上有痣疣、色素斑和其他赘生物等。

⑤大血管及神经浅表的部位。

● 对患有传染性疾病、皮肤病等患者，要专板专用，注意消毒。

● 过度饥饱、过度疲劳、醉酒者不可接受重力和大面积刮痧，否则会引起虚脱。

● 眼睛、口唇、舌体、耳孔、鼻孔、乳头、肚脐等部位禁止刮痧，因为刮痧会使这些黏膜部位充血，而且不能康复。

● 孕妇的腹部、腰骶部禁用刮痧，否则会引起流产。

● 严重接触性敏感，或对刮痧严重恐惧者，禁用本法。

● 精神病患者禁用刮痧法，因为刮痧会刺激这类患者发病。

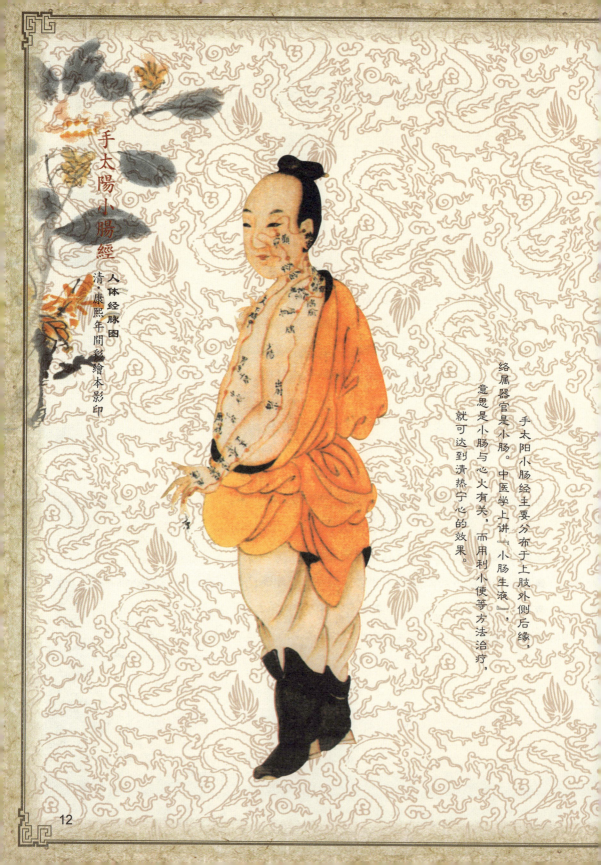

手太陽小腸經

人体经脉图 清·康熙年間彩繪本影印

手太阳小肠经主要分布于上肢外侧后缘,络属器官是小肠。中医学上讲"小肠生液",意思是小肠与心火有关,而用利小便等方法治疗,就可达到清热宁心的效果。

# 第二章 实用刮痧操作技巧

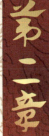

刮痧疗法的操作并不复杂，但不等于毫无章法。比如，刮痧工具和体位的选择适当与否，直接关系到操作的灵活程度和治疗效果；而刮拭技巧和手法的应用，更讲究因人因病而取。因此，正确掌握科学的刮痧操作知识，是获取最佳治疗效果的关键。

# 刮痧操作的种类

刮痧操作一般分为持具操作和徒手操作两种。

## 【持具操作】

持具刮痧可疏畅气血、开窍醒脑、清热解表、行气止痛、健脾和胃、化浊，适用于绞肠痧、中暑、瘟疫、感冒、风湿性关节炎、肠胃病、肩周炎、头痛、支气管炎等病症。

### ◎ 直接刮痧

直接刮痧是指施术者在患者施术部位均匀地涂上刮痧介质以后，直接用刮痧板贴着患者皮肤，并在特定的皮肤表面反复进行刮拭，直至皮下出现痧痕为止。此法受力重、见效快，多用于体质比较强的患者。

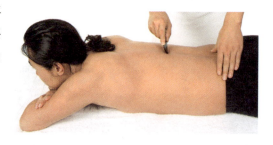

### ◎ 间接刮痧

间接刮痧是指先在患者待刮部位放置一块布，再用刮痧板在布上刮拭。此法是为了保护患者皮肤，适用于儿童、年老体弱者以及高热、中枢系统感染、抽搐、皮肤病患者。

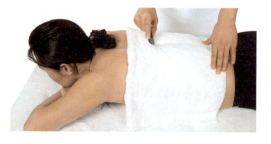

### 注意事项：

①刮痧前，应先在待刮痧的皮肤上涂擦刮痧润滑剂，刮痧时用力要均匀（上下、左右、内外），刮拭部位应尽量拉长。②关节部位，刮痧板要用棱角刮拭，用力要均匀适中，一般采用腕力，并不断询问患者（受术者）有无疼痛感，以调节刮

力的轻重。③同一部位上必须刮至出现斑点，再刮拭其他部位。④按经络循行方向刮拭，时间需数分钟，待施术部位出现青紫色出血点为止，第二次刮拭需等患处无疼痛再进行。

## ◎ 挑痧法

挑痧法是指施术者用针具刺入患者皮肤某部位皮下，挑断纤维丝或挤出点滴淤血来治疗疾病的方法。挑痧前必须对挑刺部位、挑针和施术者双手进行消毒，然后一手捏起挑刺部位的皮肉，另一手持针对准部位，横向轻快刺入皮肤2～3毫米，再深入皮下，挑尽皮下白色纤维组织或点挑青筋2～3下，同时用双手挤出淤血。术后用碘酒消毒，敷上无菌纱布，用胶布固定。这种方法可治疗宿痧、郁痧、闷痧等症，主要用于头部、颈部、胸部、腰背部和四肢等。

## ◎ 放痧法

放痧法又称"刺络疗法"，与挑痧法基本相似，但刺激性更强，多用于重症急救。它是以针刺静脉或点刺穴位出血，从而达到治病目的的施治方法。放痧法是刮痧疗法中为了强化效果而配合使用的一种疗法，主要用于一些不适于刮痧的部位。放痧法又可分为泻血法和点刺法两种。

● **泻血法**：消毒被刺部位，左手拇指压其下端，上端用橡皮管扎紧，右手持消毒的三棱针对准被刺部位的静脉，迅速刺入静脉2～3毫米，然后出针，使其流出少量血液。出血停止后，用消毒干棉球按压针孔。也可在出血时轻按静脉上端，以帮助淤血排出。这种方法可治疗中暑、急性腰扭伤、急性淋巴炎等，适用于肘窝、腘窝及太阳穴等处的浅表静脉。

● **点刺法**：针刺前先推按被刺部位，使血液积聚于针刺部位。常规消毒后，用左手拇、食、中三指夹紧被刺部位，右手持消毒的三棱针，对准穴位迅速刺入2～3毫米后，迅速出针，轻轻挤压针孔周围，使其少量出血，再用消毒干棉球按压针孔。这种方法多用于手指、脚趾末端和头面部的穴位，如十宣穴、十二井穴、太阳穴、印堂穴、攒竹穴、上星穴等。

## 【徒手操作】

徒手刮痧时，力要作用在皮肤上，注意手法要轻重适宜，不能用猛力。

◎ 揪痧法

在施术部位涂上刮痧介质后,施术者五指弯曲,用食、中两指第二关节对准施术部位,揪起皮肤与肌肉,然后迅速用力向外牵动,再松开;一揪一放,反复进行5~6次,可听到"巴巴"声响,直至出现痧点为止。此法可调和气机、宣泄痧毒,适用于寒痧、盘肠痧等症。

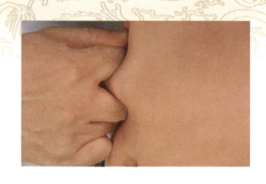

◎ 扯痧法

在施术部位涂上刮痧介质后,施术者用拇、食两指或用拇、食、中三指提扯施术部位的皮肤,反复进行5~6次,使之出现紫红或暗红色痧点。此法可调畅气机、宣泄痧毒,适用于温痧等症,施术部位为头、颈、背部的穴位。

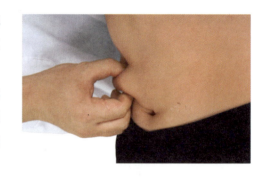

◎ 挤痧法

在施术部位涂上刮痧介质后,施术者用两手拇指在施术部位用力挤压,反复进行多次,直到出现紫红色痧斑为止。此法可行气开闭、宣泄痧毒,适用于头风痧、胎前痧等症,施术部位为前额、项背、太阳穴和印堂穴等处。

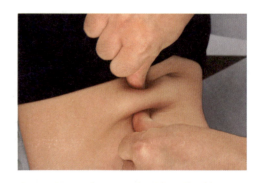

◎ 拍痧法

用虚掌或刮痧板拍打施术部位,使深层不易刮出的毒素排出来,直到出现暗红色痧斑为止。一般适用于痛痒、麻胀的部位,拍打顺序一般是从上往下。

# 刮拭操作方法

## 【持板方法】

用手握住刮痧板，使刮痧板的一侧底边横靠在手掌心部位，大拇指与另外四指分别放在刮痧板的两侧。手指弯曲握牢，力度适中，以能够灵活运板为宜。

## 【刮拭方法】

刮拭时手腕用力，力度要均匀，同时要根据病情和病人的反应，随时调整刮拭力度，轻而不浮，重而不滞，以患者能耐受为度。刮痧疗法的刮拭方法主要有以下几种：

### ◎ 面刮法

面刮法比较平和，手持刮板，刮拭时刮板下缘的1/3接触皮肤，向刮拭方向倾斜30°～60°（以45°应用最广泛），手腕用力向同一方向刮拭。不可逆向回刮。刮到尽头起板，再从始刮部位重复上述动作。面刮法有一定的刮拭长度，一般用于人体比较平坦的部位、经络和穴位。

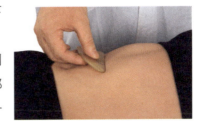

### ◎ 角刮法

根据人体刮拭部位选择刮板的一角，自上而下刮拭，刮板与皮肤呈45°。角刮法适合人体面积较小部位的刮拭，或在沟、窝、凹陷处刮拭，如鼻沟、耳屏、听宫、肘窝等。

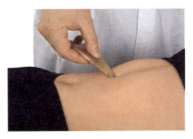

### ◎ 点按法

用刮板一只角，与所按穴位呈90°垂直向下按压，由轻到重，逐渐加力，停留数秒钟后迅速抬起，使被按压肌肉复原，重复施术，手法连贯。点按法适用于人体骨骼凹陷处和无骨骼的软组织部位。

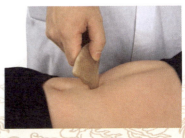

## ◎ 拍打法

用刮板的一端平面或用五指合拢的手掌，拍打体表部位的穴位，用力要稳、准，不要移位。拍打法适用于人体四肢，特别是肘窝和腘窝处。拍打前要在施术部位先涂上刮痧油。拍打法可治疗四肢疼痛、麻木和心肺疾病。

## ◎ 按揉法

用刮板的一角，与皮肤呈20°倾斜按压在穴位上，做柔和的旋转动作。刮板角始终不离开皮肤的穴位，按压旋转速度不宜过快，按揉力度要渗透到皮下组织或肌肉层。按揉法常用于对脏腑有调节和强壮作用的穴位上，如合谷、足三里、内关及颈、腰全息穴区疼痛点的治疗。

## ◎ 厉刮法

刮板与皮肤呈90°，手持刮板垂直刮拭。刮板不离开皮肤，来回往返刮拭，刮拭长度为5厘米左右。厉刮法适用于头部全息穴区的刮拭。

## ◎ 长刮法

用刮板自上而下循经刮拭，用力要均匀、平衡和缓、连续不断。刮拭面宜长，一般用在从膝、肘关节刮至趾、指尖端，用于对经络进行整体调理的刮痧治疗和放松肌肉、消除疲劳的保健刮痧。

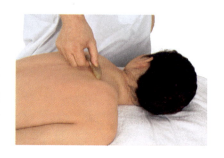

# 【补、泻手法】

临床应用时，对不同体质、不同病症，所采用的刮痧手法也各有不同。临床采用的手法有三种：补法、泻法和平补平泻法。刮痧疗法的补泻作用取决于操作力量的轻重、速度的急缓、时间的长短、刮拭的距离、刮拭的方向等诸多因素。上述动作的完成，都是依靠手法和技巧来实现的。

## ◎ 补法

补法的功能是激发人体的正气，使衰退的功能恢复旺盛。补法刮拭按压力度小，速度较慢，刺激时间较长。此法适用于年老体弱、久病重病和体形瘦弱的虚证患者。

◎ 泻法

泻法的功能是疏泄病邪，抑制功能亢进。泻法刮拭按压力度大，速度较快，刺激时间较短。此法适用于年轻力壮、新病、急病和形体壮实的患者。

◎ 平补平泻法

平补平泻法也叫平刮法，介于补法和泻法之间。有三种刮拭方法：按压力大，速度较慢；按压力小，速度较快；按压力中等，速度适中。此法适用于正常的日常保健和虚证、实证兼有的患者。

## 人体各部位的刮痧方法

根据人体各部位的解剖特点，可以选用相适宜的刮具和刮拭方法；再根据病情的需要确定刮拭方法和刮拭顺序；刮拭体位的选择则既要考虑施术方便，又要考虑患者的舒适度。

## 【头部】

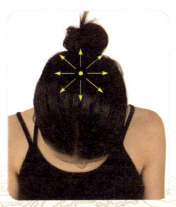

[刮拭方法] 头部有头发覆盖，刮拭前无需涂润滑剂。为了增强效果可使用刮板薄面边缘、刮板棱角或梳状刮板刮拭。每个部位刮拭30次左右，刮至头皮发热为宜。手法可采用平补平泻法，施术者一手用刮板刮拭，另一只手扶住患者头部，保持头部刮拭时的稳定。

**刮拭头部两侧：** 从头部两侧太阳穴开始，刮至风池穴，经过头维、颔厌等穴位。

**刮拭头前部：** 从百会穴开始，刮至前头发际，经过前顶、通天、五处、头临泣等穴位。

**刮拭头后部**：从百会穴开始，刮至后头发际，经过后顶、脑户、哑门等穴位。

**刮拭全头部**：以百会穴为中心向头顶四周呈放射状刮拭，覆盖全头部穴位和运动区、感觉区、胃区和生殖区等。

[**主治病症**] 可预防和治疗脑血栓、中风后遗症、神经衰弱、偏头痛、习惯性头痛、三叉神经痛、高血压病、眩晕、记忆力减退、少白发、脱发和感冒等。

[**注意事项**] 头部刮痧无需涂抹刮痧介质，宜采用平补平泻刮法。若在刮拭过程中，局部有酸麻胀痛的感觉是正常的，也是暂时的，继续刮拭即可消失。

## 【面部】

[**刮拭方法**] 面部刮拭是根据面部肌肉的走向，从眼、鼻、口的中线向面部两侧刮拭。面部出痧会在一个时期内影响美观，手法宜轻柔缓慢，切忌重力和大面积刮拭。

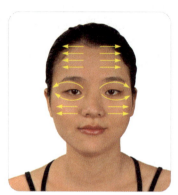

**刮拭前额部**：从前额正中线，分别向两侧刮拭，上方刮至前发际，下方刮至眉毛，经过印堂、攒竹、鱼腰、丝竹空等穴位。

**刮拭两颧部**：由内向外刮拭，经过承泣、四白、下关、听宫、耳门等穴位。

**刮拭下颌部**：以承浆为中心分别向两侧刮拭，经过地仓、大迎、颊车等穴位。

[**主治病症**] 面部刮拭有美容、养颜、祛斑的功效，可预防和治疗口、鼻、眼、耳等五官科的疾病。

[**注意事项**] 面部刮拭不用涂抹刮痧介质，可用温开水湿润皮肤后刮拭，宜用补法，用力宜轻柔，时间宜短。

## 【颈部】

[**刮拭方法**] 颈部是人体十二正经中的手三阳经和足三阳经及督脉循行的必经之路，经常刮拭具有育阴潜阳、补益正气、防治疾病的功效。

**刮拭颈部正中线（督脉循行部分）：** 从哑门穴至大椎穴。

**刮拭颈部两侧：** 从风池刮至肩井、巨骨穴，经过肩中穴、肩外俞、秉风等穴位。

[主治病症] 颈椎病、头痛、感冒、近视、咽炎等。

[注意事项] 从颈部正中线刮拭至大椎穴时，用力要轻柔；刮颈两侧风池至肩井口时要采用长刮法，中途不停顿。颈部到肩上肌肉较丰富，用力可稍重些，即用按压力重频率慢的手法。

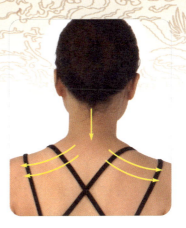

## 【胸部】

[刮拭方法] 胸部正中线，从任脉的天突穴到膻中穴，用刮板角自上而下刮拭。胸部以任脉为界分别向两侧平行刮拭，刮经乳头处时要抬板跃过。刮到中府穴处宜用刮板棱角部从上向下刮拭。

[主治病症] 心绞痛、冠心病、心律不齐、慢性支气管炎、哮喘、肺气肿等心、肺系统病症。对乳腺小叶增生、乳腺炎、乳腺癌等也有预防和治疗作用。

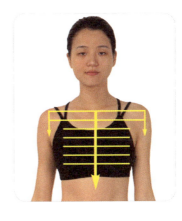

[注意事项] 中线刮拭宜轻柔，两侧刮拭宜采用平补平泻手法或补法。对形体消瘦患者采用角刮法，沿上下两肋骨之间刮拭；妇女乳头禁止刮拭。

## 【腹部】

[刮拭方法] 腹部由上向下刮拭。用刮板一边1/3边缘，从左侧依次排刮至右侧，有内脏下垂者则从下往上刮拭。

[主治病症] 肝、胆、脾、胃、肾、膀胱、大小肠病变，如慢性肝炎、胆囊炎、呕

吐、胃痛、消化不良、十二指肠溃疡、慢性肾炎、前列腺炎、便秘、泄泻、月经不调、卵巢囊肿、不孕症等。

[注意事项] 饭前、饭后1小时内禁刮腹部。腹部近期手术者禁刮。肝硬化、肝腹水、肠穿孔患者禁刮腹部。

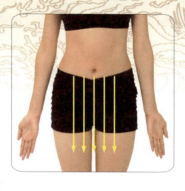

## 【背部】

[刮拭方法] 背部刮拭方向是从上向下，骶部刮拭方向是自下而上。一般先刮背正中线的督脉，再刮两侧的膀胱经和夹脊穴。背部正中线，是督脉循行的部位，也是胸椎、腰椎和骶椎的位置。正中线两侧旁开1.5~3寸处是足太阳膀胱经循行的部位。

[主治病症] 督脉和足太阳膀胱经所有穴位都与人体的五脏六腑有联系，刮拭背部可治疗和预防全身五脏六腑的病症。

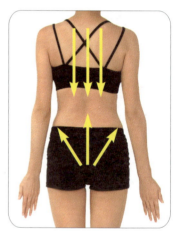

[注意事项] 刮正中线时手法宜轻柔（补法），以免伤及脊椎。身体瘦弱、脊椎棘突突出者，可由上而下用刮板棱角按压两棘突中间部位刮拭。两侧膀胱经用泻法刮拭，用力均匀，刮拭距离尽量拉长，中途不停顿。背部刮拭不仅可预防和治疗疾病，也可诊断疾病。如刮拭时心俞、肾俞部位有压痛和大量痧斑，则表示心脏、肾脏有可能发生了病变。

## 【四肢】

[刮拭方法]

**上肢外侧**：沿手三阳经走向，从上向下刮拭。

**上肢内侧**：沿手三阴经走向，从上向下刮拭。

**下肢内侧**：沿足三阴经走向，从上向下刮拭。

**下肢前侧、外侧、后侧**：沿足三阳经走向，从上向下刮拭。

[主治病症] 四肢刮痧基本覆盖了人体十二正经的大部分穴位，因此可治全身疾

病。比如，刮拭上肢内侧手太阴肺经，可主治呼吸系统的病症；刮拭足阳明胃经，可主治消化系统的疾病。

[注意事项] 刮拭四肢采用长刮法，刮拭距离尽量拉长。遇到关节部位应抬板，不可重力强刮。遇到四肢皮下不明包块、感染病灶、破溃、痣瘤等部位不宜刮拭。下肢静脉曲张和水肿患者，刮拭方向应从下往上。

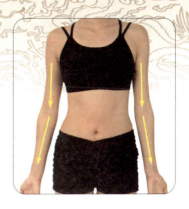

## 【膝关节】

### [刮拭方法]

**刮拭膝眼部**：用刮板棱角先点按下肢内外两膝眼凹陷处，然后向外刮出。

**刮拭膝关节前部（足阳明胃经经过膝关节前面部分），膝关节以上部分**：从伏兔穴经阴市穴刮至梁丘穴；膝关节以下部分，从犊鼻穴刮至足三里穴。

**刮拭膝关节内侧部（足太阴脾经经过膝关节内侧部分）**：从血海穴刮至阴陵泉穴。

**刮拭膝盖关节外侧部（足少阳胆经经过膝盖关节外侧部分）**：从阳关穴刮到阳陵泉穴。

**刮拭膝关节后部（足太阳膀胱经经过膝关节后侧部分）**：从殷门穴刮到委中、委阳穴。

[主治病症] 膝关节病变，如增生性膝关节炎、风湿性关节炎、膝关节韧带损伤、肌腱劳损、髌骨软化等。膝关节的刮拭对腰、背部疾病，胃肠疾病也有疗效。

[注意事项] 膝关节的结构较为复杂，要根据结构的凹凸来选择角刮法或平刮法。灵活掌握刮拭力度和方向，避免损伤膝关节。膝关节积水患者，不宜局部刮拭，可选相关穴位刮拭。膝关节后方、后下方刮拭时易起痧疱，宜轻刮；有静脉曲张患者要改变方向刮拭，由下向上刮。另外，膝关节也可用拍痧法治疗（板拍法或掌拍法）。

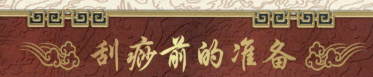

## 刮痧前的准备

### 【工具的选择】

在选择刮痧板时，应注意以下几个原则。

● **便于持握**。手感好的刮痧板让施术者更容易灵活掌控刮拭的力度和速度，从而更好地实现施术者的操作意图，达到治疗的目的。

● **合适的形状**。在选择刮痧板的形状时，宜根据人体不同部位的结构特点而定，以获得满意的接触面积，取得良好的治疗效果。如面部美容刮拭宜用鱼形、波浪形、半圆形、多用镰刀形等面部专用刮痧板；头部刮拭宜选用梳形头部刮痧板；四肢和颈部刮拭宜用三角形刮痧板；背部、腿部和腹部则宜用方形刮痧板。

● **边缘光滑圆润**。刮拭过程中，物体与体表皮肤发生摩擦，边缘光滑、边角钝圆的刮板可以有效地避免刮伤皮肤，达到预期治疗目的。

### 【体位的选择】

患者的体位是否适当，直接关系到刮痧的治疗效果。刮痧治疗一般采用的体位有以下几种。

◎ **坐立位**：坐立位适于头部、面部、颈部、背部、胸部、上肢部、下肢内外侧等部穴位的刮拭。

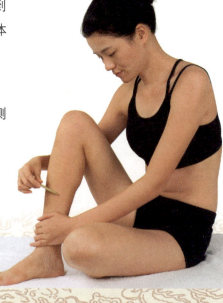

◎ **仰卧位**：患者仰面而卧，头下垫一枕，下肢平伸或膝下垫枕，上肢自然平放。仰卧位适合于腹部、头部、面部、颈前部、胸部及下肢内侧等部穴位的刮拭。

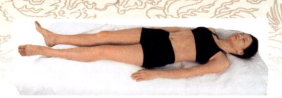

◎ **俯卧位**：患者背面而卧，胸下垫一枕。俯卧位适合于头后部、颈部、肩部、背部、腰部及四肢后侧等部穴位的刮拭。

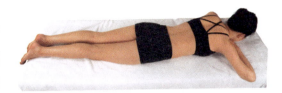

◎ **侧卧位**：患者下肢屈伸，侧卧于床。侧卧位适合于头侧、面颊、颈侧、胸侧、腹侧、上下肢外侧等部穴位的刮拭。

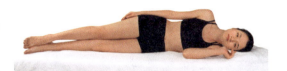

## 【术前的消毒】

在进行刮痧治疗前，施术者双手应严格消毒，刮痧板使用前也必须用酒精浸泡消毒。在避开患者皮肤破损处的同时，可以用镊子夹住医用棉球，蘸上酒精对患者的刮痧部位进行擦拭消毒。皮肤干后，再在刮痧部位涂抹润滑剂进行刮痧治疗。

在治疗结束后，用清洁纸张擦干刮痧部位，以让残存润滑剂继续发挥药效，但刮痧器具必须进行再次消毒，然后用医用纱布包裹，保存在干燥、洁净的环境中，防止变质和污染。

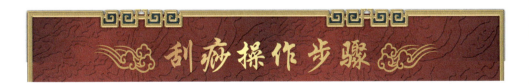

## 【施术】

施术即是医者在患者身上具体实施刮痧方法。

● 暴露待刮痧的皮肤。如将刮拭颈部，先需暴露颈部的皮肤；将刮拭腰部，先需暴

第二章 实用刮痧操作技巧

露腰部皮肤。
- 在刮拭的皮肤（经络腧穴部位）上涂抹刮痧润肤油。
- 刮拭顺序为头部、颈部、背部（胸椎部、腰椎部、骶椎部）、胸部、腹部、上肢（内侧、外侧）、下肢（内侧、外侧、后侧）。
- 刮拭完毕一部位（经络腧穴）再刮另一部位（经络腧穴）。

## 【医患交流】

医者对患者进行刮痧时，应不断询问患者的感受，如是否能承受，刮拭部位痛不痛等。若患者言称刮拭部位疼痛，医者应区分是患者本身经络不通所致的疼痛，还是手法太重所致。若是前者应向患者解释，所谓"通则不痛，痛则不通"的道理，让患者稍加忍耐，刮痧本身可以疏通经络，经络通畅自然就可以减轻或消除疼痛；若是后者，医者应即时调整手法。若患者出现头晕目眩、面色苍白等现象，应参照刮痧不良情况（晕刮）处理中的办法进行处理。

## 【刮痧时间】

用泻刮或平补平泻手法进行刮痧，每个部位一般刮拭时间为3～5分钟；用补刮手法每个部位刮拭时间为5～10分钟。通常一个患者，选3～5个部位。对一些不出痧或出痧较少的患者，不可强求出痧。此时，还应根据患者的年龄、体质、病情、病程以及刮痧的施术部位而灵活掌握刮拭时间。对于保健刮痧无严格的时间限制，以自我感觉满意、舒服为原则。

## 【刮痧次数】

两次刮痧的时间需间隔3～6天，以皮肤上痧退（即痧斑完全消失）为准。一般3～5次为一疗程。

## 【刮痧后的处理】

刮痧后一般不需进行特殊处理，用干净手纸或毛巾将刮拭部位刮痧润肤油拭干即可。亦可用手掌在刮拭部位进行按摩，使刮痧润肤油被皮肤充分吸收，这样能增加疗效。刮痧出痧后最好让患者饮一杯温开水（最好为淡糖盐水），休息15～20分钟离开。

## 刮痧操作要领

刮痧时掌握如下的操作要领，可以使刮痧的功效达到最大化。

●**刮拭力度**。刮痧力度的大小应综合患者的体质、病情和承受能力而定。正确的刮拭手法，除向刮拭方向用力之外，更重要的是要有对肌肤向下的按压力。因为经脉和全息穴区在人体有一定的深度，一定的按压力可以使刮拭的作用力传导到深层组织，从而达到治疗的作用。若只是在皮肤表面反复摩擦而没有按压力，不但起不到治疗效果，而且还容易形成表皮水肿。当然，按压力也不是越大越好，而应因人因病因部位而异，比如按压到骨骼凸起部位时力量就应该适当减轻。

●**刮拭速度**。刮拭的速度和力度有一定的相关性，应掌握力度平稳、速度均匀的原则。忽轻忽重、头重尾轻或者头轻尾重都是不宜的。

●**刮拭宽度**。刮拭时要掌握一定的宽度，以疏通调整经络为主，重点穴位加强为辅。经脉是经络系统中的主干线，循行于体表并连及深部，约有1毫米宽；而穴位则是人体脏腑经络之气输注于体表的部位。刮拭时有一定的宽度，便于准确地包含经络，经络位置准确，穴位就在其中。

●**刮拭长度**。刮拭经络时，长度以12～15厘米为宜，需要治疗的经脉较长时，可分段刮拭；重点穴位的刮拭除凹陷部位外，长度一般以穴位为中心、上下总长12～15厘米为佳，重点用力于穴位处。刮拭中，一般在刮拭完毕一个部位后再刮另一个部位。刮拭反应较大时也可先刮拭其他经穴处，待病变反应较严重的经穴部位得到休息后，再继续治疗。

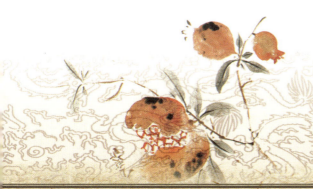

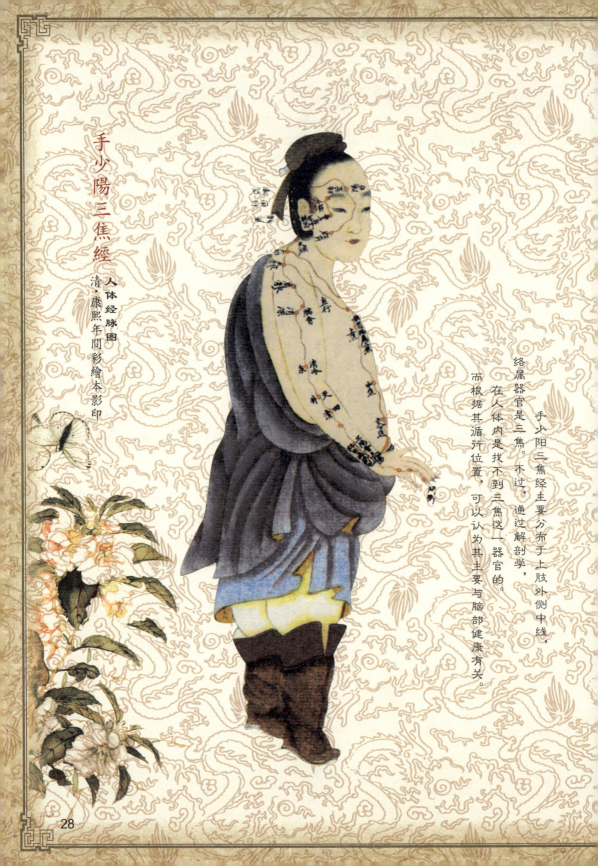

# 手少陽三焦經

人体经脉图 清·康熙年间彩绘本影印

手少阳三焦经主要分布于手上肢外侧中线,络属器官是三焦。不过,通过解剖学,在人体内是找不到三焦这一器官的。而根据其循行位置,可以认为其主要与脑部健康有关。

# 第三章

# 74种常见病症的刮痧疗法

刮痧疗法的应用范围十分广泛，本章节选取了七十四种常见病症，从病因、取穴、刮拭方法和注意事项几个方面进行介绍，内容简洁易懂，在家即可自学自用。

# 呼吸系统常见病

## 「感冒」

感冒俗称"伤风",是一种外感风邪或时行病毒所引起的发热性疾病,一年四季均可发生,尤以人体抵抗力低下以及冬春两季天气骤变时发病较多。临床表现为发热、恶寒、头痛、鼻塞、流涕、咳嗽、胸闷、咽喉肿痛等症状。

**取穴:** 风池、大椎、肺俞、中脘、足三里、迎香、太阳

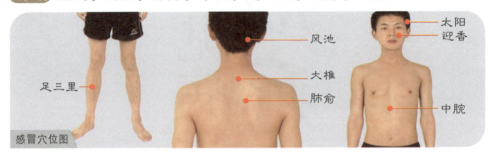

感冒穴位图

### 刮拭方法

从后脑风池穴刮至肩胛穴区带。

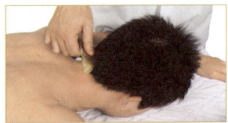

从大椎穴刮至肺俞穴。

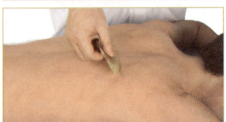

刮中脘、足三里穴区。此外，鼻塞者可加刮迎香穴区，头痛者可加刮太阳穴区。

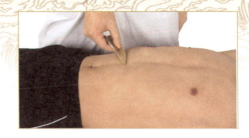

**注意事项**

　　感冒属于病毒感染造成的疾病，每个季节的病毒都有所不同。重者需就医，轻者则适用刮痧。经常感冒者还可根据自身体质选用含有复合多糖的保健食品。另外，患者要注意保暖，避免受凉，保持室内空气新鲜，常在户外活动，加强耐寒锻炼，增强体质。

## 「过敏性鼻炎」

　　过敏性鼻炎又称变应性鼻炎，是由于机体对某种物质过敏而引起的鼻炎，是一种鼻腔黏膜的变应性疾病。本病与过敏变态反应体质、精神失调、内分泌失调等因素有关，常因气温变化、化学气体、刺激性气味、烟尘、花粉、药物反应等诱因而引发。患者常有变态反应性病史或家族史。主要表现为鼻痒、喷嚏、流涕、鼻塞、头痛、流泪、耳鸣等。

**取穴：** 风池、肺俞、脾俞、命门、肾俞、印堂、迎香、气海、太渊、合谷、阴陵泉、足三里、复溜

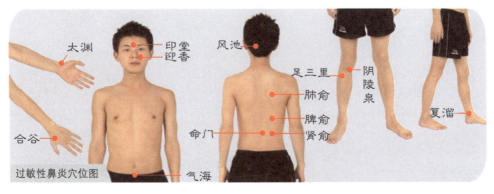

过敏性鼻炎穴位图

第三章 74种常见病症的刮痧疗法

### 刮拭方法

刮风池、肺俞、脾俞、命门、肾俞，各30次。

点揉印堂、迎香、气海3穴，各30次。

刮合谷、太渊穴，各30次。

刮阴陵泉、足三里、复溜穴，各30次。

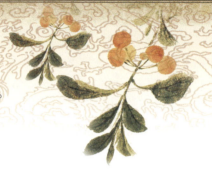

### 注意事项

远离过敏源，切断发病诱因；加强身体锻炼，增强体质；采用正确的擤鼻方法。

## 「慢性支气管炎」

慢性支气管炎（中医称内伤咳嗽）多因脏腑有病或功能失调，累及肺系所致，或由急性转化而成。临床表现为早晚咳嗽加重，痰呈白色、稀薄或呈黏性、泡沫状，反复发作，经久不愈，严重的可导致肺气肿和肺源性心脏病。

**取穴**：大椎、风门、肺俞、身柱、膻中、中府、尺泽、太渊、肾俞

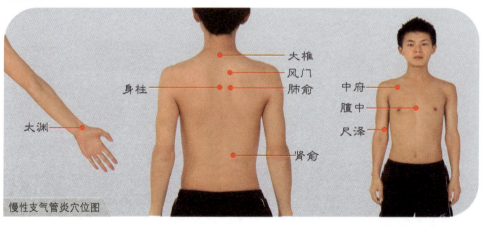

慢性支气管炎穴位图

### 刮拭方法

采用泻刮法刮拭背部大椎、风门、肺俞、身柱4穴,至出痧为止。

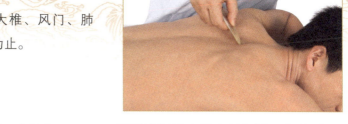

角刮法刮拭膻中、中府2穴,各30次。

平刮法刮拭上肢内侧尺泽、太渊2穴,腰部肾俞穴,各30次。

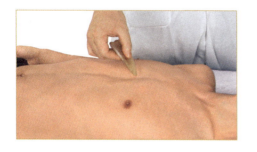

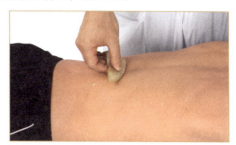

### 注意事项

支气管炎患者在刮痧治疗期间忌食辛辣刺激性的食物,戒烟酒、食清淡、劳逸结合、调适心情、注意保暖、防止感冒。重症患者应采用中西医结合方式治疗。

## 「肺炎」

肺炎是肺实质的炎症,可由多种病原体,如细菌、真菌、病毒、寄生虫等引起,放射线、化学物质、过敏因素等也能引起。小儿、青壮年发病较多,常发于冬、春两季,多是因风寒、疲劳、潮湿而诱发。本病发病急,主要有寒颤、发烧、咳嗽、胸痛、呼吸急促等症状,初期咳嗽无痰或只有少量黏液,继而咳铁锈色痰,后期变成黏液脓性痰,严重的会出现烦躁不安现象。

取穴：大椎、身柱、肺俞、心俞、曲池、尺泽、孔最、合谷、丰隆

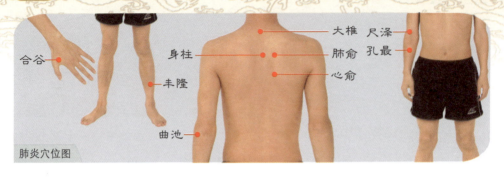

肺炎穴位图

### 刮拭方法

采用泻法从颈下刮拭大椎、肺俞、身柱、心俞穴，至出痧为止。

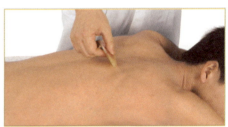

采用泻法刮尺泽、孔最、曲池、合谷穴。

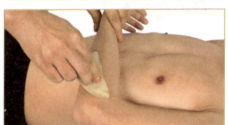

最后刮丰隆穴。

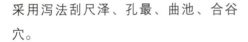

### 注意事项

治疗期间应避免受凉，加强营养，注意休息，适当锻炼。患者可根据自身体质选用含有复合多糖和灵芝多糖的保健食品，并配合饮用润和津露果汁。

# 「肺结核」

肺结核是由结核杆菌感染肺部所引起的一种慢性消耗性传染病,严重威胁着人类的健康,可分为原发性和继发性两类。原发性肺结核全身反应较强,多发生于儿童;继发性肺结核以局部反应为主,多发生于成人。常见的肺结核多属于后者,一般在机体免疫力下降时才发病。典型肺结核起病缓、病程长,表现为低热、乏力、食欲减退、咳嗽和咳血等。

**取穴:** 百劳、肺俞、膏肓、脾俞、胃俞、膻中、中府、中脘、尺泽、孔最、内关、曲池、合谷、足三里、三阴交、太冲

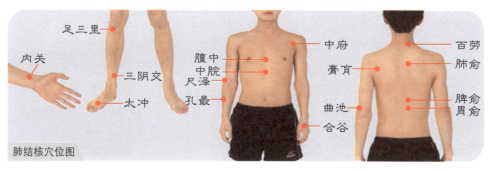

肺结核穴位图

## 刮拭方法

以泻法刮拭百劳、肺俞、膏肓、脾俞、胃俞5穴,至出痧为止。
点揉膻中、中府、中脘各30次,至局部麻胀为止。
平刮尺泽、孔最、内关、曲池、合谷穴,各30次。
点揉足三里、三阴交、太冲3穴,各30次。

## 注意事项

本病以西药治疗为主,刮痧治疗为辅。治疗期间应加强营养,增强体质;食物以清淡、营养丰富、易消化为主,忌辛辣,戒烟酒;并注意隔离、消毒,以防传染。

# 消化系统常见病

## 「消化不良」

消化不良是消化系统本身的疾病或其他疾病所引起的消化功能紊乱。本症常因暴饮暴食、时饱时饥，偏食辛辣甘肥或过冷、过热、过硬之食物而引起。主要临床表现为腹胀、嗳气、恶心、呕吐、食欲不振、腹泻或便秘等。

**取穴：** 脾俞、胃俞、中脘、不容、梁门、天枢、足三里、三阴交

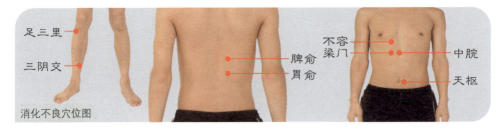

消化不良穴位图

### 刮拭方法

刮拭脾俞、胃俞2穴，各30次或至出痧为止。

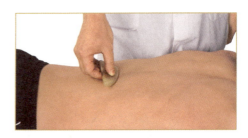

刮拭中脘、天枢、不容、梁门4穴（或点揉），长刮，至出痧为止。点揉时用力要均匀，穴位要准，不位移。

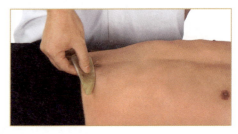

刮拭足三里、三阴交2穴，平刮，各30次。

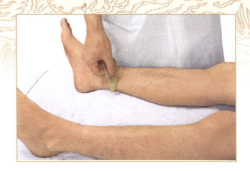

### 注意事项

在刮痧治疗期间，忌食生、冷、辛、辣食物，少食油腻，饮食节制而有规律；多做户外活动，加强体育锻炼。

## 「慢性咽炎」

慢性咽炎是指咽部黏膜、淋巴组织及黏液腺的弥慢性炎症，常为呼吸道炎症的一部分。本病主要症状为咽部疼痛、干燥发痒、灼热、有异物感，声音粗糙、嘶哑或失音，常反复发作，经久不愈。慢性咽炎的发生主要由急性咽炎治后余邪未了迁延而成。其次，上呼吸道感染，用嗓过度，长期吸烟、喝酒也可导致此病。

**取穴：** 大椎、风门、肺俞、人迎、天突、曲池、合谷

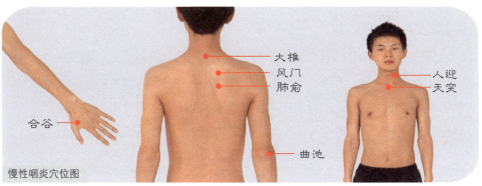

慢性咽炎穴位图

第三章 74种常见病症的刮痧疗法

**刮拭方法**

刮背部大椎、风门、肺俞穴,以出痧为度。

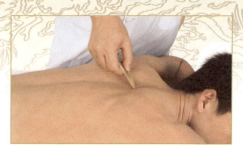

轻刮颈项部人迎、天突穴,以潮红为度。　　刮手臂外侧的曲池、合谷穴,以出痧为度。

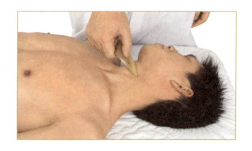
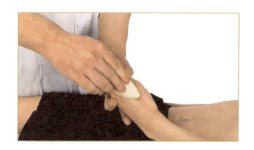

**注意事项**

忌食冰冷饮品、烤或炸食品,以及咖啡、浓茶等刺激性食物;刮痧期间少用嗓、少发声、戒烟酒、注意保暖、避免感冒。

# 「慢性胃炎」

慢性胃炎可由急性胃炎转变而来,也可因不良饮食习惯,长期服用对胃有刺激性的药物而引起,另外,还可由口、鼻、咽、幽门部位的感染病灶以及自身的免疫性疾病等原因而导致。临床表现为慢性反复性的上腹部疼痛、食欲不振、消化不良、饱胀、嗳气等,多见于20～40岁的青壮年男性。

**取穴:** 脾俞、胃俞、中脘、气海、章门、足三里

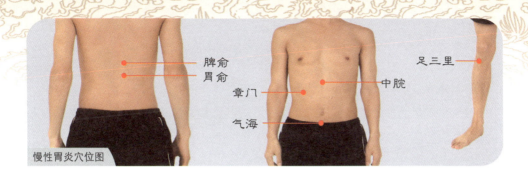

慢性胃炎穴位图

### 刮拭方法

平刮脾俞、胃俞2穴，以局部出痧为度。

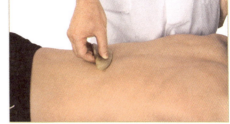

点揉中脘、气海、章门3穴，以酸胀为度。

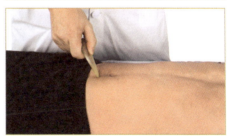

竖刮足三里穴，30次。

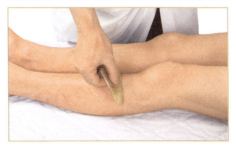

### 注意事项

　　刮痧治疗慢性胃炎，要坚持多疗程刮治方可收到满意效果，愈后长期坚持刮痧有强胃健脾功效；日常生活中要主动自觉地调适情志，饮食起居要有规律，少食多餐，清淡为主，忌酒、油腻及辛辣食物。

# 「胃下垂」

胃下垂是内脏下垂最常见的疾病，是由于腹腔内脂肪薄弱，腹壁肌肉松弛，导致胃低于正常位置。正常人的胃呈牛角形，位于腹腔上部，而胃下垂时胃的下缘达盆腔，胃小弯弧线最低点降至髂嵴连线以下。轻度胃下垂大多并没有症状，中度以上则常出现食欲减退、消化不良等症状。此病多由长期饮食无度、劳累过度等诱发。

**取穴：** 百会、脾俞、胃俞、中脘、大横、气海、关元、足三里

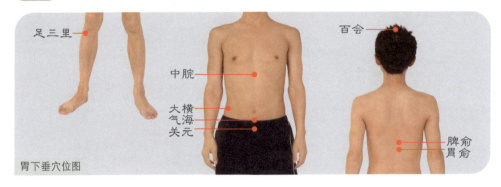

胃下垂穴位图

## 刮拭方法

点揉百会穴，以局部酸胀为度。

平刮脾俞、胃俞2穴，以出痧为度。

点揉中脘、大横、气海、关元4穴，以局部酸胀为度。

竖刮足三里，出痧即止。

## 注意事项

饮食起居要有规律，少食多餐，细嚼慢咽；食物宜细软、清淡、易消化，忌食辛辣、刺激性食物；饭后应平卧半小时，坚持腹肌锻炼；可服用补中益气丸等药物配合治疗。

# 「恶心、呕吐」

恶心、呕吐是临床常见的一组症状，两者多同时存在。恶心常为呕吐的前驱感觉，也可单独出现。它们是胃神经官能症的主要症状之一，是因高级神经功能紊乱而引起的胃肠功能失调，但无器质性病变。不良的精神刺激、饮食失调，或急性肠胃炎、肝炎、胆囊炎等疾病都可引起恶心和呕吐。

**取穴：** 肝俞、脾俞、胃俞、肾俞、天突、中脘、内关、神门、足三里、丰隆、公孙、太冲

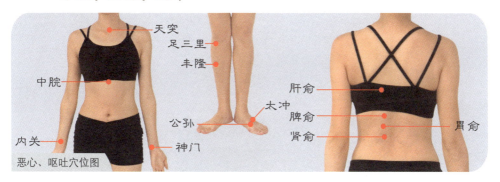

恶心、呕吐穴位图

### 刮拭方法

以泻法刮拭肝俞、脾俞、胃俞、肾俞，至出痧为止。

点揉天突、中脘，至局部有酸胀感。

刮神门、内关。

刮足三里、丰隆穴。

点揉公孙、太冲，各30次。

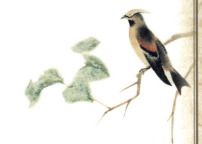

### 注意事项

调适情志，保持心情舒畅；平衡营养，少吃多餐，食物宜清淡，注意饮食卫生；积极治疗原发病，防治并发症。

# 「腹痛」

腹痛，泛指胃脘以下、耻骨以上这一范围内的疼痛。腹痛虽是一种症状，但发作时与多种脏腑的疾病有关，如肝、胆、脾、胃、大小肠及子宫等。虽然腹痛的原因很多，但一般多因外感风寒，邪入腹中；或暴饮暴食，脾胃运化无权；或过食生冷，进食不洁；或脾胃阳虚、气血不足、经脉脏腑失其温养而致。

**取穴：** 胃俞、肾俞、大肠俞、中脘、天枢、关元、梁丘、足三里

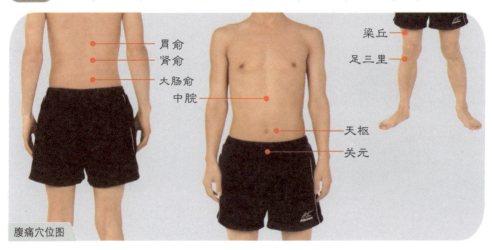

腹痛穴位图

## 刮拭方法

泻法刮拭背部胃俞、肾俞、大肠俞3穴，至出痧为止。

点揉中脘、天枢、关元3穴，至出痧为止。

竖刮梁丘、足三里2穴。

## 注意事项

注意日常起居有规律、控制情绪，不暴饮暴食；注意保暖，免受风寒。

刮痧疗法对慢性腹痛疗效较好，腹痛严重者应分清病因，及时送医诊疗。

# 「肝硬化」

肝硬化是临床常见的慢性进行性肝病，是由一种或多种病因长期或反复作用形成的弥漫性肝损害。这些病因包括病毒性肝炎、酒精中毒、脂肪肝、滥用药物、营养不良等等。临床主要表现为疲倦乏力、食欲减退、上腹满胀、体重减轻、腹痛、无性欲、男性乳房增大、女性月经失调，晚期可见精神症状及黄疸、发热、胸水、脾肿大等。

**取穴：** 大椎、至阳、肝俞、胆俞、脾俞、肾俞、膻中、期门、中脘、内关、神门、合谷、足三里、阴陵泉、三阴交、公孙、太冲、血海

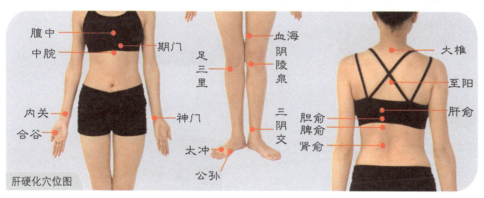

肝硬化穴位图

## 刮拭方法

平刮大椎、至阳、肝俞、胆俞、脾俞、肾俞穴及肩部，至出痧为止。
刮拭膻中、期门、中脘穴。
角刮内关、神门、合谷穴。
刮拭血海、阴陵泉、足三里、三阴交、公孙、太冲穴。

## 注意事项

心情开朗，消除思想负担；合理调配饮食，多吃果蔬及富含蛋白质的食物，避免食用贝类；戒酒；避免接触肝炎病人和有毒药物。

# 「肠炎」

肠炎，临床上有急性肠炎和慢性肠炎之分。临床表现为腹痛、肠鸣、大便次数增多（一日数次或10多次）、粪便稀薄如水、完谷不化，但无脓血和里急后重。

**取穴：** 脾俞、肾俞、大肠俞、中脘、天枢、气海、足三里

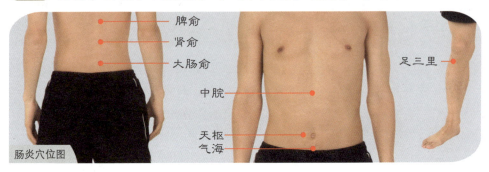

肠炎穴位图

### 刮拭方法

平刮背部脾俞、肾俞、大肠俞3穴。

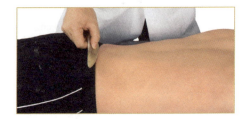

点揉腹部中脘、气海、天枢3穴。

长刮下肢足三里穴。

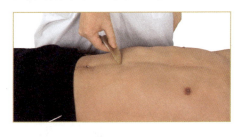

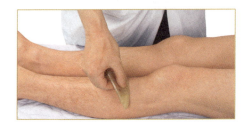

### 注意事项

注意饮食卫生，少食生、冷、肥甘厚味的食品；注意腹部保暖；养成饭前便后洗手的卫生习惯。

# 慢性阑尾炎

慢性阑尾炎是指阑尾急性炎症消退后而遗留的阑尾慢性炎症病变，如管壁纤维结缔组织增生、管腔狭窄或闭塞、阑尾扭曲，与周围组织粘连等。当人体抵抗力减弱时，会并发急性炎症而反复发作。临床表现为右下腹间歇性轻度疼痛或持续隐痛，伴有消化不良、腹闷胀痛、发热恶寒、恶心呕吐等症状。本病任何年龄均有发生，多见于青壮年。

**取穴：** 大椎、肺俞、大肠俞、下脘、气海、大巨、温溜、合谷、阑尾、足三里、梁丘、上巨虚

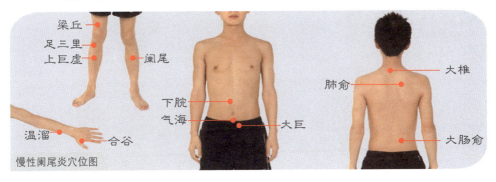

慢性阑尾炎穴位图

## 刮拭方法

平刮大椎、肺俞、大肠俞，各30次，或至出痧为止。

点揉下脘、气海、大巨，若疼痛严重亦可采取补法刮拭，至出痧为止。

角刮法刮温溜、合谷，各30次。

点揉阑尾穴，长刮足三里、梁丘、上巨虚3穴。

## 注意事项

进食牛奶、豆浆、肉汤等流质饮食或粥、细软面条等半流质饮食；用热毛巾或热水袋敷在腹痛部位，可促进炎症吸收；注意调节饮食结构，不暴饮暴食、不贪吃生冷；饭后1小时内不做剧烈运动。

# 细菌性痢疾

细菌性痢疾简称"痢疾",是由痢疾杆菌引起的肠道传染病,多发于夏秋两季。小儿发病率高于成人,大多因食生冷、不洁果蔬和食物所引起。临床主要表现为腹痛、腹泻、便带脓血、里急后重,严重者可发生感染性休克或中毒性脑病。急性期一般数日即愈,病程超过两个月则为慢性菌痢,可反复发作。

**取穴:** 脾俞、大肠俞、天枢、气海、曲池、合谷、阴陵泉、上巨虚、下巨虚

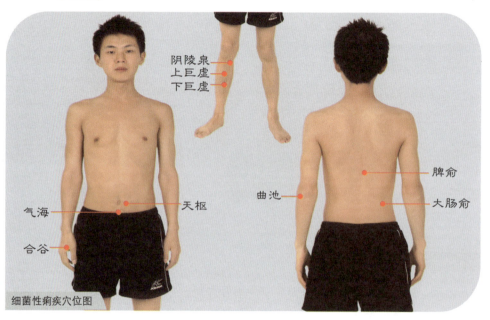

细菌性痢疾穴位图

## 刮拭方法

以中等偏大的按压力角刮上肢曲池、合谷2穴,各30次,以患者能忍受为度。

平刮脾俞、大肠俞,各30次,或至出痧为止。

轻揉均匀地点揉腹部天枢、气海穴,各30次,以局部酸胀为度。

以中等偏大的按压力角刮曲池、合谷,各30次。

平刮阴陵泉、上巨虚、下巨虚穴,各30次,或至出痧为止。

**注意事项**

急性期应卧床休息；饮食宜以少渣、易消化、无刺激的流质食物为主，忌生冷和高脂饮食；生活规律，注意保暖，避免腹部受凉；重症或中毒性痢疾，需送医救治。

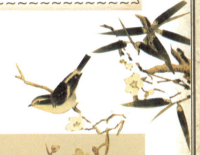

## 「便秘」

便秘是指排便困难、粪便干燥、大便次数减少的一种病症。引起便秘的原因有久坐少动、食物过于精细、缺少纤维素等，这些因素会使大肠运动缓慢，水分吸收过多，粪便干结坚硬，滞留肠腔，排出困难，同时还伴有头痛、头晕、胸闷、腹胀、嗳气、食欲减退、睡眠不安、心烦易怒等症。长期便秘可引起痔疮、肛裂。

**取穴：** 大肠俞、小肠俞、次髎、天枢、关元、足三里、支沟

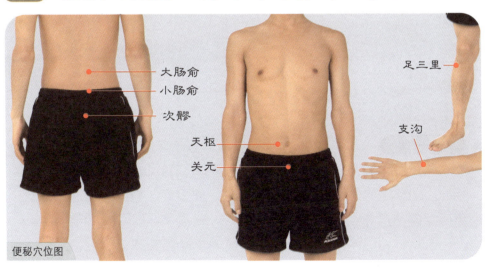

便秘穴位图

第三章 74种常见病症的刮痧疗法

### 刮拭方法

刮拭大肠俞、小肠俞、次髎穴，以出痧为度。

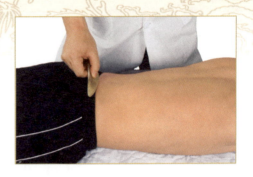

轻刮天枢、关元穴，以出痧为度。

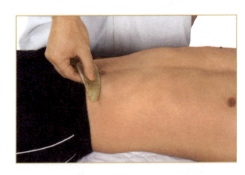

刮足部足三里穴及手部支沟穴，以出痧为度。

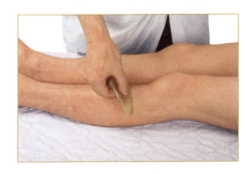

### 注意事项

刮痧治疗便秘效果很好。预防便秘必须多吃新鲜蔬果，少吃油炸、辛辣食物，注意适当进行运动，并养成每日排便的习惯。患者可选用一些含有复合多糖、金银花、山楂、蜂蜜等成分的润肠排毒类保健食品，以强化排泄系统功能。

# 运动系统常见病

## 「颈椎病」

颈椎病又称"颈椎综合征",是由于颈部长期劳损,颈椎及其周围软组织发生病理改变或骨质增生等,导致颈神经根、颈部脊髓、椎动脉及交感神经受到压迫或刺激而引起的一组复杂的症候群。本病多见于40岁以上的中老年人,多因风寒、外伤、劳损等因素造成。但随着电脑、网络的普及,都市工作生活节奏的加快,发病人群已逐渐低龄化。

**取穴:** 风池、天柱、大椎、肩井、天宗、大杼、膈俞、肾俞、曲池、列缺、合谷

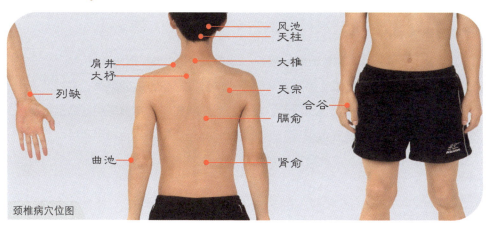

颈椎病穴位图

**刮拭方法**

取俯卧位刮风池、天柱、大椎、肩井、大杼、天宗穴,至出痧为度。

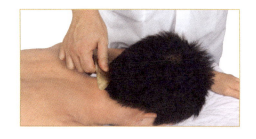

第三章 74种常见病症的刮痧疗法

刮膈俞、肾俞2个穴位，至出痧为止。　　刮曲池、列缺、合谷穴，至出痧即止。

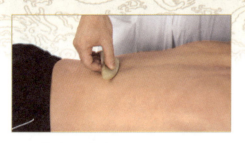
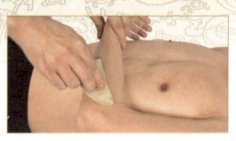

### 注意事项

患者应减少低头伏案工作的时间，睡觉的枕头高低要适中；足部疗法对于本病可作为辅助疗法，对危重病人要及时抢救进行综合治疗；注意增强体质，避免受寒，防止感冒；患者还可选用一些含有复合多糖、活性多糖、酪蛋白磷酸肽的保健食品，以强化生殖系统和肺肾功能；本症最好配合推拿按摩一起治疗。

# 「肩周炎」

肩周炎是肩关节周围病症的简称，多发于50岁左右的中老年人，故又名"五十肩"，多发于女性。本病是肩关节周围的软组织，如关节囊、肩袖韧带等退行性病变，并有渗出与细胞浸润，继而纤维化和粘连。本病早期以肩部疼痛为主，尤以夜间为甚，并有僵硬感；后期病变组织产生粘连，功能障碍随之产生或加重，疼痛可略有减轻，故后期以功能障碍为主。

**取穴**：天柱、肩井、天宗、膈关、肩贞、肩髃、曲池、外关、缺盆、中府、尺泽

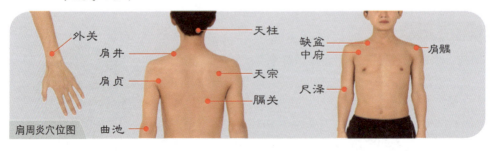

肩周炎穴位图

### 刮拭方法

先重刮颈肩部天柱、肩井，然后刮拭天宗、膈关、肩贞、肩髃等穴，至皮下出痧为止。

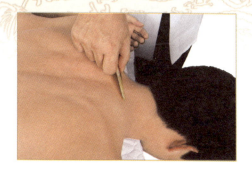

再在手阳明大肠经、手太阴肺经及手少阳三焦经循行路线上反复刮拭，至皮下呈现痧痕为止。

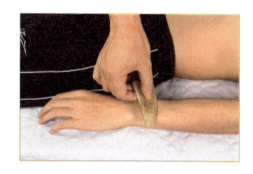

然后在曲池、外关、缺盆、中府、尺泽穴处作重点刮拭，直至出痧为止。

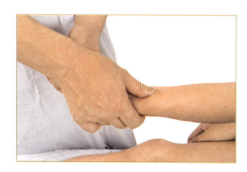

### 注意事项

刮痧治疗肩周炎效果较好，若同时配合推拿按摩和针灸，会更快缩短疗程；患者需要注意肩部的防寒保暖，积极进行肩部功能锻炼；在有条件的情况下，要在治疗前先拍X光片，以排除骨关节本身病变的可能；因骨折或脱位而继发的冻结肩，需经复位或骨折愈合后，方可进行刮痧治疗；患者还可以根据自身情况辅助选用一些含有灵芝多糖、活性多糖和含酪蛋白磷酸肽的保健食品。

# 急性腰扭伤

急性腰扭伤多为遭受间接外力所致。主要是因为腰部姿势不正确，或搬运重物、负重过大或用力不当、用力过度，突然伸屈扭转或直接撞击腰等致使腰部肌肉用力失调，造成肌纤维撕裂。扭伤部位多发生在腰骶和骶髂关节部。伤后局部疼痛常伴有不同程度的功能障碍，腰部压痛明显，重者伴有腰部持续性剧痛，活动不便，坐卧、翻身都有困难，咳嗽、深呼吸、腹部用力等均可加重疼痛。

**取穴：** 肾俞、腰阳关、环跳、委中

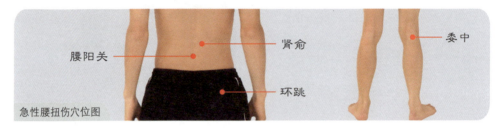

急性腰扭伤穴位图

## 刮拭方法

采用平补平泻法，由上到下刮拭肾俞、腰阳关穴，直至局部皮肤呈现痧痕为度。

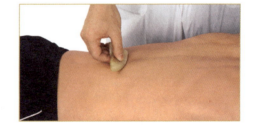

采用平补平泻法，由上到下刮拭环跳、委中穴，直至局部皮肤呈现痧痕为度。

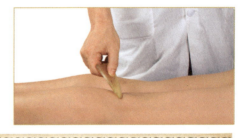

## 注意事项

患者愈后应注意休息，多采取平卧位；可适当运动，但应避免剧烈运动以及重体力劳动，预防腰部再次损伤。

# 「腰肌劳损」

腰肌劳损，又称"慢性腰痛"，主要是指腰骶部肌肉、韧带、筋膜等软组织的慢性损伤而引起的慢性疼痛。临床表现为长期、反复的腰部疼痛，时重时轻；每遇劳累后腰痛加重，卧床休息后减轻；晴天减轻，阴雨天加重；长时间固定体位后也可加重，稍稍活动后可减轻。腰部的活动除前屈会有不适外，其余活动无明显受限。部分患者伴有脊柱侧弯、腰肌痉挛等症状。

**取穴：** 志室、肾俞、大肠俞、委中、委阳、阳陵泉、承山、昆仑

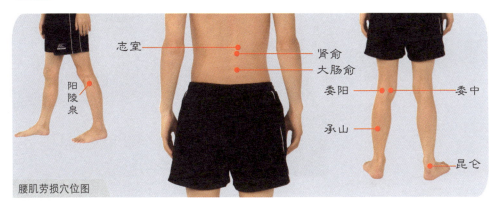

腰肌劳损穴位图

## 刮拭方法

先刮志室、肾俞、大肠俞3穴，各30次，或至出痧为止。

以泻法刮拭委中、委阳、阳陵泉、承山4穴，各30次，或至出痧为止。

点揉昆仑穴，30次。

## 注意事项

宜睡硬板床，注意腰部保暖，必要时用腰围护腰；纠正不良的站姿和坐姿，工作生活中要尽可能变换姿势，避免长时间用一种姿势和腰部过度疲劳；适当参加体育活动，加强腰背肌肉锻炼。

# 「腰椎间盘突出症」

腰椎间盘突出症又称"腰椎间盘纤维破裂症"，是指腰椎间盘退行性病变、腰外伤、积累性劳损，使纤维环部分或完全破裂，髓核向椎管内突出，压迫或刺激神经根和脊髓而引起的腰腿疼痛综合征，以腰椎4～5和腰5骶1椎间盘突出发病率最高。多发于20～40岁的男性，且多数有因急性扭伤和慢性劳损引起的腰痛史。

**取穴：** 肾俞、大肠俞、次髎、环跳、殷门、阳陵泉、委中、承山、悬钟、昆仑

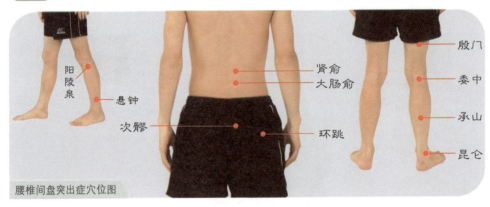

腰椎间盘突出症穴位图

### 刮拭方法

以泻法刮拭肾俞、大肠俞、次髎3穴，至出痧为止。
以稍重的按压力点揉环跳穴，30次。
刮殷门、阳陵泉、委中、承山、悬钟，各30次。
点揉昆仑穴，30次。

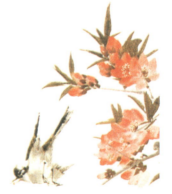

### 注意事项

加强锻炼、增强体质；平时保持端正的姿势，养成良好的生活、工作习惯，注意劳逸结合，避免长期保持同一种姿势久坐或久站；坚持睡硬板床，注意腰部保暖，病情好转后加强腰背部肌肉锻炼。

# 「坐骨神经痛」

坐骨神经痛是一种综合征,其临床表现为坐骨神经通路及其分布区,即臀部、大腿后侧、小腿后外侧和足部外侧疼痛。此病有原发性和继发性两类:原发性坐骨神经痛,即坐骨神经炎,主要是间质炎,多因肌炎及纤维组织炎在感染时受冷而诱发;继发性坐骨神经痛是由于椎间盘脱出、腰骶骨质增生等,使坐骨神经通路受累所致。

**取穴:** 大肠俞、殷门、委中、承山、环跳、阳陵泉、悬钟、昆仑

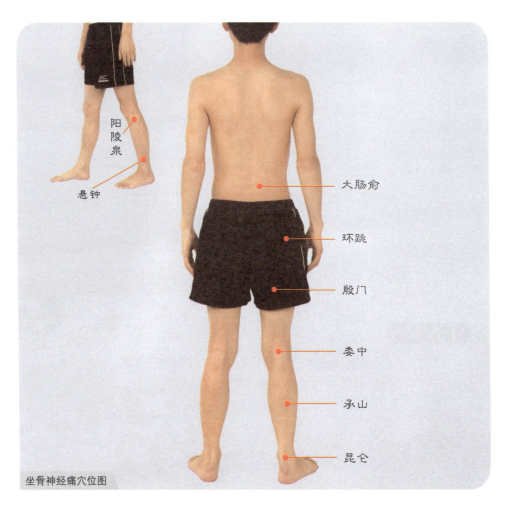

坐骨神经痛穴位图

## 刮拭方法

先刮大肠俞穴,至出痧为止。

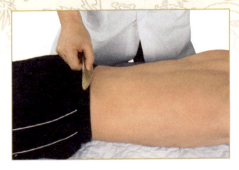

再刮下肢后侧殷门、委中、承山穴。

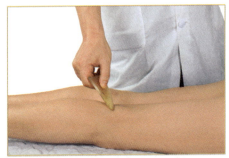

最后刮下肢外侧环跳、阳陵泉、悬钟、昆仑穴。

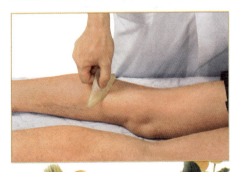

## 注意事项

患者治疗期间要卧床休息;注意饮食调节;适当进行运动;节制房事。

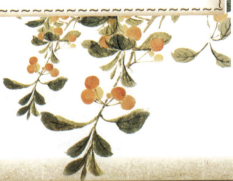

# 「痔疮」

痔疮是指直肠下端黏膜和肛管远侧段皮下的静脉曲张团块呈半球状隆起的肉球。可分为内痔、外痔和混合痔三种；内痔发生在肛门内，位于齿状线以上，由直肠上经脉丛扩张所致，表现为便后出血，颜色鲜红，附于粪便外部；外痔发生在肛门外，位于齿状线以下，由直肠下经脉丛扩张而成，表现为肛门边有赘生的皮瓣，发炎时疼痛；混合痔则兼有内、外痔共同的特征，常脱出肛门，令直肠黏膜受到刺激，分泌物增加，使肛门潮湿不洁和瘙痒。

**取穴**：百会、肾俞、白环俞、长强、关元、孔最、承山

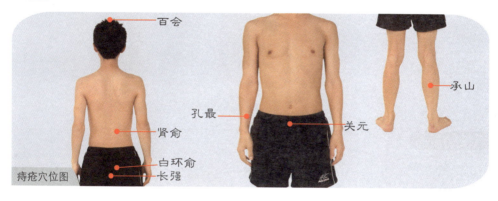

痔疮穴位图

## 刮拭方法

先刮百会穴30次，或至局部发热为止。

刮肾俞、白环俞、长强3穴及腰骶部，再刮孔最穴，30次。

点揉关元穴，30次。

刮承山穴，30次。

## 注意事项

多吃新鲜瓜果、蔬菜和粗杂粮等，少吃烧烤、肥腻、辛辣和有刺激性的食物；不宜长时间久坐或站立，可常做提肛锻炼，增强肛门括约肌的功能；保持大便通畅和肛门部清洁，养成每天定时排便的习惯。

# 「膝关节痛」

膝关节痛是指膝关节部位软组织劳损、慢性风湿性关节炎、膝关节骨质增生及良性膝关节炎等引起的膝关节疼痛。主要临床表现为膝关节疼痛无力，走路或上下楼梯时疼痛加剧，或放射至腘窝、小腿或踝关节部位，关节活动受限。

**取穴：** 委中、阳陵泉、承山、梁丘、外膝眼、内膝眼、足三里、阴陵泉

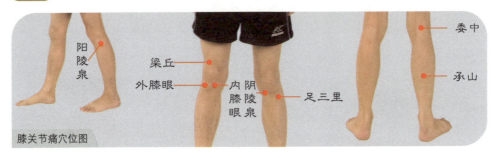

膝关节痛穴位图

### 刮拭方法

泻法刮拭委中、承山、阳陵泉3穴，各30次或出痧为止。

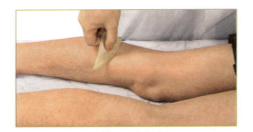

点揉内膝眼、外膝眼2穴，各30次。再刮梁丘、足三里、阴陵泉3穴，各30次。

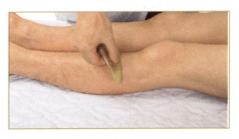

### 注意事项

刮痧治疗期间要多休息、少走动，注意膝关节保暖、防风，若配合推拿、热敷，效果会更好。

## 踝关节扭伤

踝关节扭伤是指踝关节过度内翻或外翻，造成踝关节周围软组织扭伤，临床以外踝部韧带损伤为多见。本病多因在不平的路面上行走、跑步、跳跃、由高处下跳，落足点不当，下楼梯时，地面不平或着地不稳所致。急性损伤会立即出现疼痛、肿胀、活动受限、行走困难等症状。另外，日久劳损或外伤后遗症也可导致患部经常发生疼痛。

**取穴：** 风市、足三里、解溪、昆仑、商丘、照海

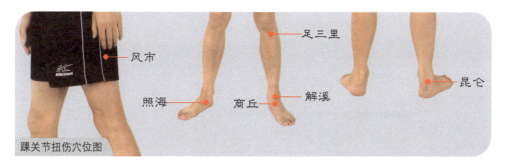

踝关节扭伤穴位图

### 刮拭方法

采用平补平泻法，由上至下顺序刮拭上述诸穴，刮至局部皮肤出现痧痕为止。

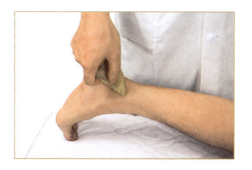

### 注意事项

踝部极易扭伤、挫伤，必须在明确无骨折的情况下才可进行刮痧治疗；刮至足背部应以轻手法刮拭，以免伤及皮肤或皮下血管；患部消肿后刮治力度可重些，配合针灸和按摩，效果会更好。

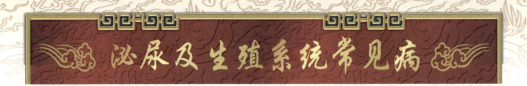

## 泌尿及生殖系统常见病

### 「阳痿」

阳痿是指成年男子阴茎不能勃起或勃而不坚，不能进行正常性交的性功能障碍性疾病。多数患者由精神、心理、神经功能、不良嗜好、慢性疾病等因素致病，如手淫、房事过度、神经衰弱、长期饮酒、过量吸烟等。少数患者由器质性病变引起，如生殖器官畸形、损伤等病症。前者仅在性兴奋时或性交时阴茎不能勃起，而在睡眠状态仍有勃起；后者为阴茎在任何情况下均不能勃起。

**取穴：** 命门、肾俞、次髎、阴陵泉、足三里、太溪

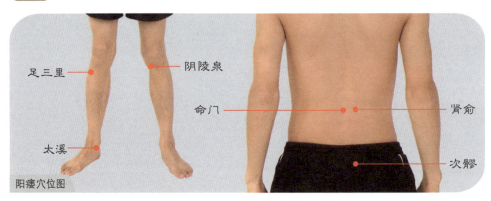

阳痿穴位图

### 刮拭方法

先刮拭命门、肾俞、次髎穴，以出痧为度。

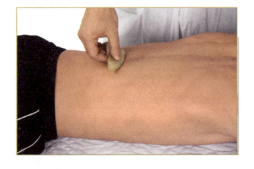

再刮拭阴陵泉、足三里、太溪穴,以出痧为度。

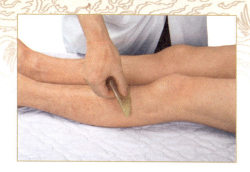

注意事项

患者在治疗期间应节制房事,戒除烟、酒,杜绝手淫,加强体育锻炼。患者还可根据自身情况选用含有复合多糖、活性多糖、灵芝多糖和含酪蛋白磷酸肽的保健食品,以强化生殖系统和肺肾功能。另外,患者还应争取配偶配合,共同治疗疾病。刮治本病的同时,应积极配合治疗引发本病的其他疾病。

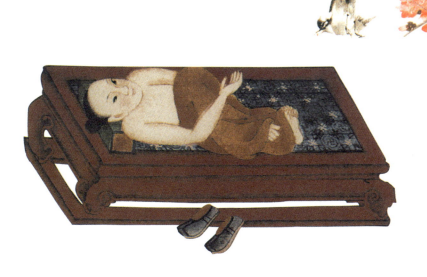

# 「早泄」

早泄是指在性交时阴茎尚未插入阴道或刚接触阴道即射精，不能进行正常性交的性功能障碍性疾病。早泄影响性生活质量，也影响生育，同时由于得不到性满足还会影响夫妻关系，造成感情危机。精神因素是引发早泄的主要原因，性交时，精神越紧张、害怕，越容易早泄。此外，频繁手淫、房事不节、纵欲过度，或疲劳过度、夫妻不和也可导致早泄。

**取穴：** 心俞、肾俞、志室、关元、神门、三阴交

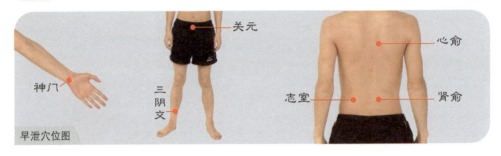

早泄穴位图

### 刮拭方法

先刮心俞、肾俞、志室穴。
然后点揉关元、神门穴。
最后再刮三阴交穴。

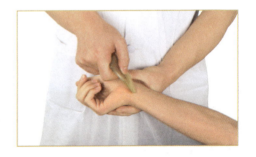

### 注意事项

患者应戒除手淫，杜绝纵欲，学习正确的生理常识及性知识，消除紧张心理，调适情志，争取配偶支持和配合，树立战胜疾病的信心；亦可根据自身情况选用含有复合多糖、活性多糖、灵芝多糖、酪蛋白磷酸肽的保健食品，以强化生殖系统和肺肾功能；刮治本病的同时，应积极配合治疗引发本病的其他疾病。

# 「遗精」

遗精是指无性交而精液自行外泄的一种男性性功能障碍性疾病。正常发育性成熟的男子，若无性生活时，每周遗精不超过1次，属正常现象；若一周数次或一日数次，并伴有精神萎靡、腰酸腿软、心慌气喘，则属于病理性。此病多因劳倦过度、纵欲过度、饮食不节、药物影响及某些慢性疾病波及所引发。

**取穴**：心俞、命门、志室、肾俞、次髎、关元、足三里、三阴交、太溪

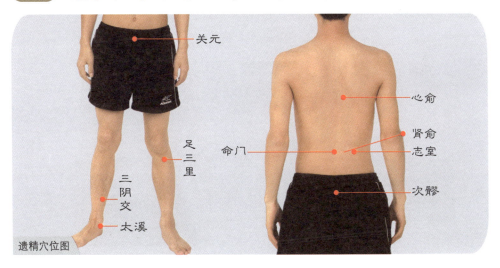

遗精穴位图

## 刮拭方法

泻法刮拭心俞、命门、志室、肾俞、次髎5穴，各30次或至出痧为止。

点揉关元穴，30次或至局部酸麻为止。

刮足三里、三阴交、太溪穴，各30次。

## 注意事项

调整日常起居规津，养成良好的卫生习惯；调适情志，保持心情舒畅；排除性干扰，戒除手淫；侧卧睡眠，内裤不宜过紧。

# 「前列腺炎」

前列腺炎是多种复杂原因和诱因引起的前列腺的炎症，免疫、神经内分泌参与的错综的病理变化，导致以尿道刺激症状和慢性盆腔疼痛为主要临床表现的疾病。前列腺炎有急性和慢性之分。急性前列腺炎有类似急性尿路感染症状，如尿频、尿急、尿痛、发热、腰部酸胀、终末有血、会阴疼痛等；慢性前列腺炎有排尿延迟、尿后滴尿或滴出白色前列腺液、遗精、早泄、阳痿等症状。前列腺炎是男性泌尿生殖系统常见病之一，多发于20～40岁的青壮年男子。

**取穴：** 肾俞、膀胱俞、气海、中极、阴陵泉、三阴交、太溪

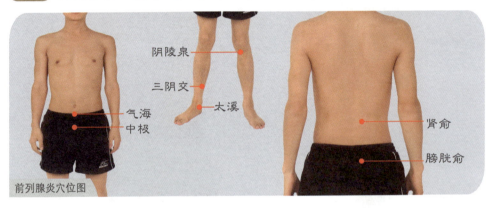

前列腺炎穴位图

## 刮拭方法

以泻法刮拭肾俞、膀胱俞穴，各30次。
点揉气海、中极穴，各30次。
刮阴陵泉、三阴交、太溪穴，各30次。

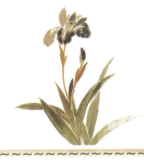

## 注意事项

多吃蔬菜水果，少吃辛辣、刺激性食物；起居规律，避免房事过度；注意个人卫生，防止尿路感染；加强锻炼，经常提肛，收紧臀部，避免久坐不动。

# 「肾炎」

肾炎是由溶血性链球菌感染后引发的一种变态反应性疾病。肾炎的临床表现为发病初期头面、眼睑浮肿，继而肿及四肢、全身，并伴有血尿、贫血、蛋白尿、高血压、大小便不利；晚期出现眼底病变及肾功能不全。急性期上半身浮肿明显，慢性期腰部以下浮肿明显。

**取穴：** 肝俞、脾俞、命门、肓门、三焦俞、肾俞、中脘、水道、中极、阴陵泉、三阴交、复溜、太溪

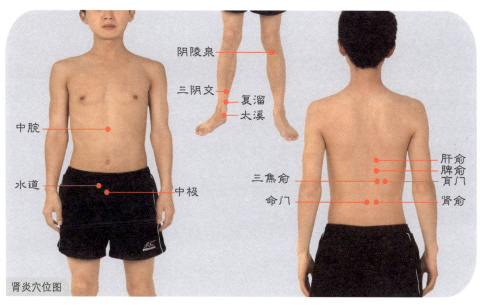

肾炎穴位图

## 刮拭方法

补法，刮肝俞、脾俞、命门、三焦俞、肓门、肾俞6穴，至出痧为止。

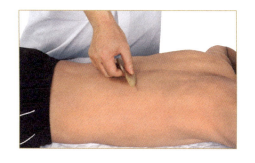

点揉中脘、水道、中极3穴,各30次。

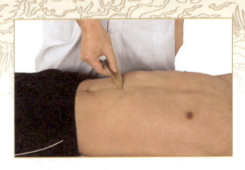

刮阴陵泉、三阴交、复溜、太溪4穴,各30次。

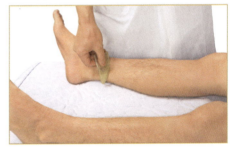

### 注意事项

刮痧治疗肾炎疗程较长,特别是慢性肾炎,一般需要2～3个月,患者要有耐心和决心,配合治疗。已有水肿症状的患者,应注意饮食的调节,保持低盐饮食。

## 「月经不调」

月经不调是指月经的周期、经期、经量、经质发生异常改变的一种妇科常见疾病。临床表现为经期超前或错后、经量过多或过少、颜色鲜红或淡红、经质清稀或赤稠,并伴有头晕、心悸、心烦易怒、夜不安寐、小腹胀满、腰酸腰痛、精神疲倦等症状。大多数患者都是由于体质虚弱、内分泌失调致病。

**取穴**:肝俞、脾俞、肾俞、次髎、气海、关元、血海、三阴交、足三里、太冲、隐白、大敦

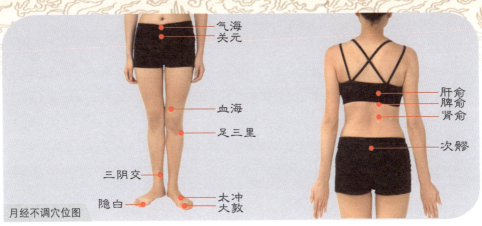

月经不调穴位图

## 刮拭方法

泻刮法刮拭肝俞、脾俞、肾俞、次髎4穴，至出痧为止。

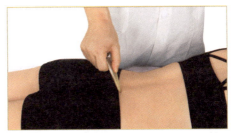

刮三阴交、血海、足三里、太冲4穴，各30次。

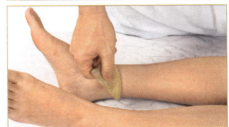

点揉气海、关元2穴，以局部麻胀为度；点揉隐白、大敦2穴，各30次。

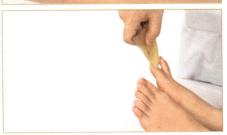

## 注意事项

注意经期卫生，特别是经期用品、内裤等；调适情志、心情愉快，适当锻炼身体；经期严禁性生活。

第三章 **74种常见病症的刮痧疗法**

# 「痛经」

女性正值经期或行经前后，出现周期性小腹疼痛，或痛引腰骶，甚至剧痛昏厥者，称为"痛经"，又称"经行腹痛"。本病好发于青年女性。病症发生时，疼痛可引及全腹或腰骶部，或外阴、肛门坠痛。一般疼痛多发生于行经第一二天或经期前一二日，随后即逐渐减轻或消失，鲜有延续至经净或于经净后发病的，但亦在一二日内痛可自止。

**取穴：** 气海、关元、中极、肾俞、胞肓、次髎、膀胱俞、血海、三阴交

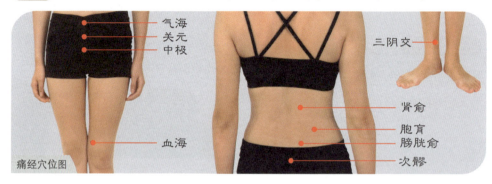

痛经穴位图

### 刮拭方法

轻刮气海、关元、中极穴，以出痧为度。

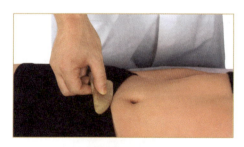

刮肾俞、胞肓、次髎、膀胱俞穴，以出痧为度。

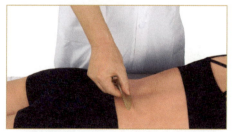

刮血海、三阴交穴，以出痧为度。

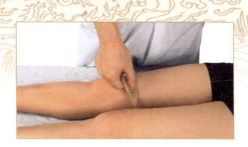

### 注意事项

痛经是大多数女性常见的病症。缓解经痛有很多方式，除了依靠药物外，饮食、运动、睡眠的调节及压力的舒缓等都是有帮助的。经期不宜游泳、洗冷水浴、忌食生冷食物；可选用一些含有复合多糖、活性多糖、酪蛋白磷酸肽的保健食品，以强化生殖系统和肺肾功能；宜在经前3～5天开始刮痧治疗。

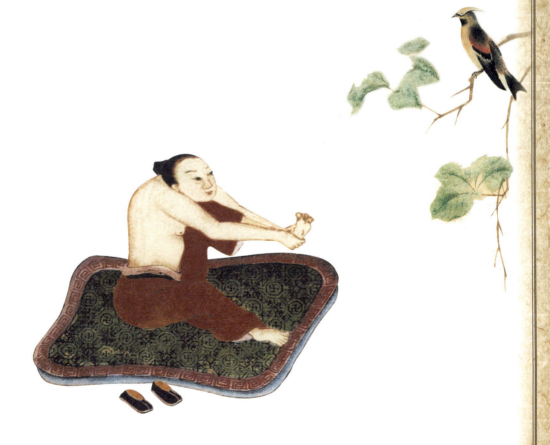

第三章 74种常见病症的刮痧疗法

# 「闭经」

闭经又称"经闭",是常见的妇科疾病之一,分为原发性和继发性两类。原发性闭经是指年满14岁尚无女性第二性征发育,或满16岁第二性征发育成熟却尚未初潮。继发性闭经是指正常行经后,因病理性原因使月经中断6个月以上。闭经的原因错综复杂,有发育、遗传、内分泌、免疫和精神异常等问题,也可由肿瘤、创伤及药物等因素导致。

**取穴:** 肝俞、脾俞、肾俞、次髎、天枢、气海、关元、大赫、内关、神门、合谷、血海、阴陵泉、足三里、地机、三阴交、太溪、太冲。

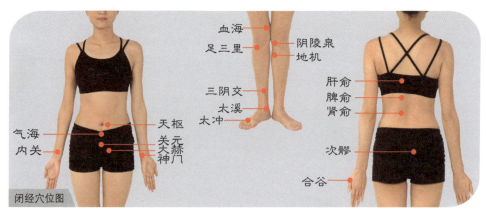

闭经穴位图

## 刮拭方法

先刮肝俞、脾俞、肾俞、次髎穴,至出痧为止。

点揉天枢、气海、关元、大赫穴,各30次。

刮内关、神门、合谷穴,各30次。

刮血海、阴陵泉、足三里、地机、三阴交、太溪、太冲穴,各30次。

## 注意事项

加强锻炼,增强体质;保持心情舒畅,减少精神刺激;合理调节饮食,注意营养均衡;养成良好的卫生习惯。

# 盆腔炎

盆腔炎是指妇女盆腔内生殖器官及其周围组织受细菌感染后引起的炎症病变，包括子宫内膜炎、输卵管炎、输卵管卵巢脓肿和盆腔腹膜炎。盆腔炎大多是由于流产、分娩、产褥、刮宫术、经期不卫生等，被细菌感染后引发，多数以疼痛为主要表现，有急性和慢性之分，急性治疗不当也可迁延成慢性。急性期表现为高热寒战、下腹胀痛、白带增多且呈脓性、有腥臭，伴有腹泻或便秘；慢性期表现为下腹隐痛及下坠、腰骶酸痛、月经失调、痛经、低热、白带增多、精神不振，重者可导致不孕。刮痧疗法主要适用于慢性盆腔炎。

**取穴：** 膈俞、肾俞、中髎、次髎、气海、关元、归来、中极、带脉、血海、阴陵泉、三阴交、行间、公孙、足三里、复溜、内庭

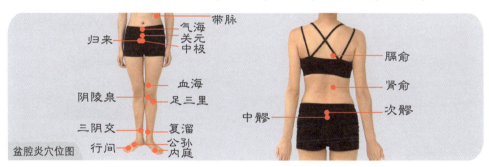

盆腔炎穴位图

## 刮拭方法

刮膈俞、肾俞、中髎、次髎穴，至出痧为止。

点揉气海、关元、归来、中极穴，至麻胀感为止。

刮带脉穴，至出痧为止。

刮血海、阴陵泉、三阴交、行间、公孙、足三里、复溜、内庭穴，各30次。

## 注意事项

饮食以清淡食物为主，多吃鸡蛋、豆腐、菠菜等营养食物，忌食生冷、刺激性食物；加强经期、产褥期及产后期的个人卫生，勤换内裤，避免盆浴；注意劳逸结合，取半卧位卧床休息；同时避免不必要的妇科检查，忌房事，以免扩大感染。

## 「带下病」

带下是指正常妇女阴道内流出的少量白色无味的黏稠分泌物。在发育成熟期或经期前后、妊娠期带下均可增多，带下色白无臭味，这是正常的生理现象。当阴道、宫颈或内生殖器发生病变时，带下量明显增多，并且色、质和气味异常，伴全身或局部症状者，称为"带下病"。其患者常伴有口干、心烦、头晕、腰酸痛、小腹坠胀、阴部瘙痒、小便短黄和全身乏力等症状。现代医学认为，引起带下病的常见原因有贫血、肿瘤、肺结核、糖尿病、子宫后倾、阴道异物、生殖系统炎症及精神刺激等因素。

**取穴：** 气海俞、次髎、天枢、气海、大巨、关元、中极、曲池、外关、合谷、足三里、地机、三阴交、太溪

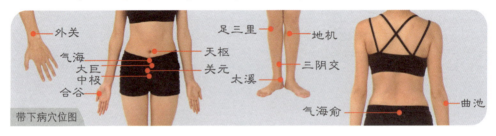

带下病穴位图

### 刮拭方法

刮气海俞、次髎穴，至出痧为止。
点揉天枢、气海、大巨、关元、中极穴，各30次。
点揉曲池、外关、合谷穴，各30次。
足三里、地机、三阴交、太溪穴，各30次。

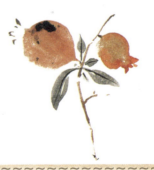

### 注意事项

患者应戒烟酒，忌吃生冷辛辣和刺激性的食物，可食用一些补脾温肾固下的食物，如怀山药、栗子、榛子、白果、薏苡仁、黑木耳、胡桃肉等；注意阴部卫生，保持外阴部清洁，节制房事；调适情志，保持心情愉快，同时要积极查治导致本病的其他病症。

# 中老年常见病

## 「健忘」

健忘是一种慢性渐进性智能衰退性病变，以记忆力减退、遇事易忘为特征。多由用脑过度、机体过度疲劳、大脑皮质功能减弱等因素引起。病程进展慢、病情逐渐加重、患者智能等方面持久性衰退，进而影响到个人的正常社会或经济处理能力。

**取穴：** 百会、心俞、膏肓、志室、次髎、中脘、大赫、内关、神门、足三里、中封、三阴交

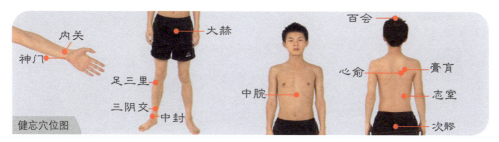

健忘穴位图

### 刮拭方法

先不涂润滑剂刮拭百会穴，以补法用刮板一角或梳状刮板从百会穴向头顶四周呈放射性刮拭，至头顶部发热为止。

再刮背部膏肓、心俞、志室、次髎穴，各30次。

用鱼形刮板点揉中脘、大赫、内关、神门穴，各30次，注意用力轻柔均匀。

最后以平刮法刮拭下肢足三里、三阴交、中封穴，至出痧为止。

### 注意事项

合理摄取各种营养，均衡膳食；合理安排工作生活，注意劳逸结合，起居规律，睡眠充足；勤锻炼，多交友，保持身心处于良好状态。

# 脑中风后遗症（偏瘫）

脑中风后遗症是指脑中风治疗后脱离生命危险，但留下半身不遂、语言障碍、口眼歪斜等症状的病症。具体表现为意识清醒，但上下肢运动不能协同，口齿不清、吞咽不利、关节强直、口角流涎等。最多见的是半身不遂，即一侧肢体瘫痪或半瘫痪。随着时间的延长，肢体逐渐趋于强直拘挛，姿势会发生改变和畸形。及早治疗和加强功能锻炼可最大限度地恢复肢体的正常功能。

**取穴：** 哑门、天柱、腰俞、心俞、肝俞、肾俞、臑俞、秩边、肩髃、曲池、手三里、阳池、合谷、环跳、阳陵泉、悬钟、髀关、伏兔、足三里、解溪、太冲

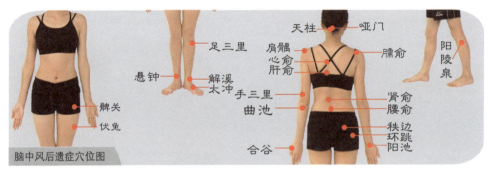

脑中风后遗症穴位图

## 刮拭方法

长刮督脉，从哑门、天柱穴刮至腰俞穴，各30次；再长刮脊柱两侧足太阳膀胱经（胸1椎到骶4椎），各30次。

刮肩髃、曲池、手三里、阳池、合谷；秩边、环跳、阳陵泉、悬钟；髀关、伏兔、足三里穴，各30次。

点揉解溪、太冲穴。

## 注意事项

以早期的功能恢复锻炼和对症药物治疗为主，刮痧疗法与针灸、按摩为辅；注意调适情志，增加营养，增强体质。

# 「白内障」

　　白内障是指晶状体全部或部分混浊，而引起视力障碍的眼病。病因多与环境、营养、代谢、遗传和外伤等因素有关，如紫外线照射过多、抽烟酗酒、代谢异常、老化等。该病多发于中老年人，并随着年龄增加，患病率有明显增高的趋势。主要表现为视物模糊逐渐加重，感觉有黑影浮动，由单眼到双眼最后只有光感而无法视物等。

**取穴：** 百会、风池、肝俞、肾俞、丝竹空、攒竹、太阳、四白、足三里、光明、太溪、太冲。

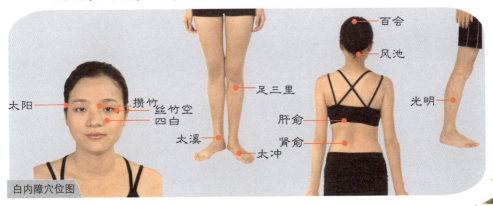

白内障穴位图

## 刮拭方法

刮百会、风池、肝俞、肾俞穴，各30次。
点揉攒竹、丝竹空、太阳、四白穴，各30次。
刮足三里、光明、太溪、太冲穴，各30次。

## 注意事项

　　保持心情舒畅，避免过度情绪刺激和波动；食物以清淡、营养为宜，少吃辛辣刺激性食物；注意用眼卫生，避免视力过度疲劳或眼睛受强光等刺激。晚期应采取手术治疗。

# 冠心病

冠心病是冠状动脉粥样硬化性心脏病的简称，是由于冠状动脉发生粥样硬化或痉挛，使管腔狭窄或闭塞而导致心肌缺血、缺氧而发病。常伴有心绞痛、心肌损害、心律不齐、心力衰竭、心脏扩大等症状，有时还伴有四肢厥冷或气短、发绀等表现。本病多发于45岁以上的人群，男多于女。

**取穴：** 厥阴俞、心俞、神堂、至阳、天突、膻中、巨阙、曲泽、郄门、太渊、大陵、内关、足三里、三阴交、太溪

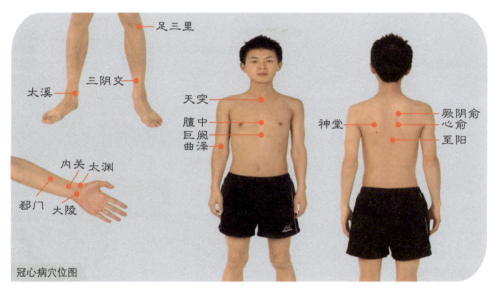

冠心病穴位图

**刮拭方法**

先以泻法直刮背部厥阴俞、神堂、心俞、至阳，至出痧为止；后以泻法直刮上肢曲泽、郄门、太渊、大陵、内关穴，各30次，或至出痧为止。

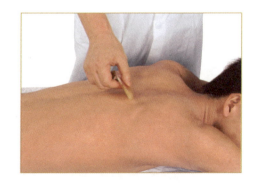

以泻法平刮拭（或点揉）胸部天突、膻中、巨阙穴，至出痧为止；再顺时针点揉太溪30次；最后刮足三里、三阴交穴，各30次。

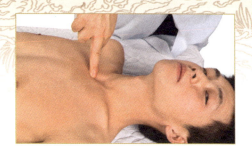

### 注意事项

刮痧对减少冠心病的发病次数有效果，但病人发作频繁或程度加重时，应采用中西药物综合治疗。患者平时饮食宜清淡，忌烟酒，免受刺激，不要过度劳累。

## 心肌梗死

心肌梗死是指局部心肌缺氧缺血时间过长，引起心肌组织坏死的一种心脏疾病。临床表现为胸部中央持续的压迫性、压榨性或烧灼样疼痛，呼吸短促、头晕、恶心、寒战、多汗、脉搏微弱甚至昏厥。

**取穴：** 厥阴俞、神堂、心俞、至阳、天突、膻中、巨阙、中府、曲泽、内关、神门、足三里、三阴交、太冲

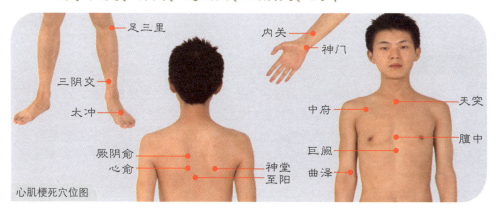

心肌梗死穴位图

## 刮拭方法

先以泻法刮拭厥阴俞、神堂、心俞、至阳穴,各30次,或见出痧为止。

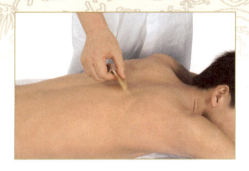

点揉天突、中府、膻中、巨阙穴,各30次,按压力适中,顺时针方向和缓点揉。

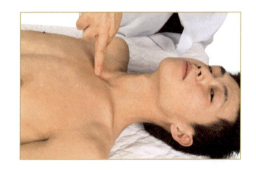

以泻法长刮曲泽、内关、神门穴,各30次,至出痧为止。

然后刮足三里、三阴交穴,各30次,再点揉太冲穴。

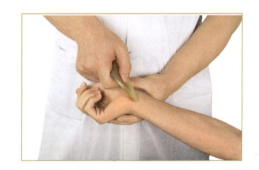

## 注意事项

刮痧可以缓解此病症状,但此病主要靠药物治疗。病情稳定后,用刮痧辅助治疗很有效果。常吃山楂不仅有助于预防心肌梗死的发作,而且可以加速病人的恢复;病人应减轻生活压力、精神愉快、情绪放松,多在户外散步和锻炼;少吃糖、盐过重的食物,控制血压,降低血脂,多吃坚果、豆类、鱼和深绿色的蔬菜;定期检查身体。

# 「高血压」

高血压是以体循环动脉血压增高为主要临床特征，并伴有血管、心脑肾等器官病理性改变的全身性疾病。成年人的收缩压超过140毫米汞柱和舒张压超过90毫米汞柱以上，就属于高血压范畴。初期病人往往多年无症状，仅在无意识中发现或体检出有高血压；但随着血压发生变化，大脑中血液增加，脑内压力升高，整个头部会感到沉闷和疼痛，同时产生头晕、耳鸣、目眩、烦躁、失眠、四肢麻木、颈项僵硬等伴随症状。后期可合并发生心、脑、肾等方面的症状。

**取穴：** 百会、风池、人迎、肩井、天柱、曲池、太冲

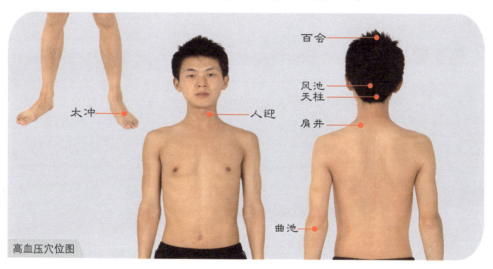

高血压穴位图

## 刮拭方法

先刮拭头部百会穴，感到头皮发热为止；再刮肩部、颈部的风池、天柱、人迎、肩井穴，至出痧为止。

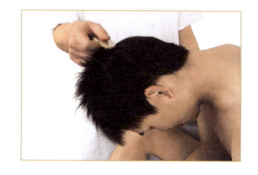

用泻法长刮督脉及膀胱经,至出痧为止。刮拭曲池及上肢背侧,曲池处用角刮法,背侧用长刮法。

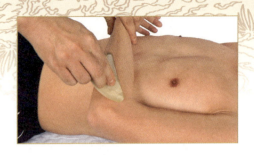

点揉太冲穴。

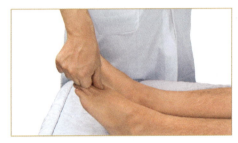

### 注意事项

刮痧对治疗高血压病有较好疗效,随着刮拭疗法的施展,症状亦随之改善。对顽固性高血压要配合中西药治疗;日常生活中注意调节情绪,不要过度疲劳或激动;饮食宜清淡,戒烟、酒;患者可根据自身情况选用含有海豹油、复合多糖、酪蛋白磷酸肽等成分的保健食品;病情稳定后也应坚持刮痧保健。

## 「糖尿病」

糖尿病是一种机体内胰岛素分泌相对和绝对不足,引起糖代谢功能紊乱的内分泌性代谢疾病。早期可无症状,发展至症状期主要表现为多尿、多饮、多食及体重减轻等,尿糖、血糖增高等,病情严重时可出现神经衰弱、继发性急性感染甚至酮症酸中毒、昏迷、死亡。本病多因饮食不节、情志失调、劳欲过度等因素引起。

**取穴:** 肺俞、膈俞、脾俞、三焦俞、肾俞、命门、膏肓、中脘、水分、关元、气海、阳池、足三里、三阴交、水泉。

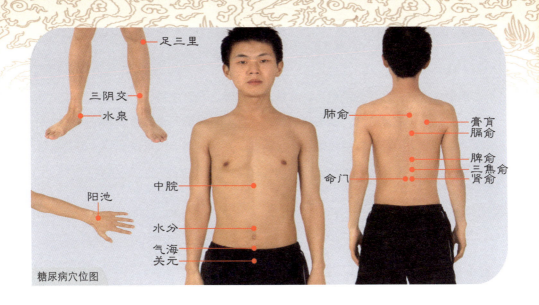

糖尿病穴位图

### 刮拭方法

平刮肺俞、膈俞、脾俞、三焦俞、肾俞、命门、膏肓穴，至局部出痧为止。

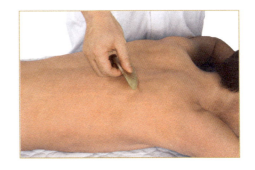

点揉中脘、水分、关元、气海、阳池穴，以局部酸麻胀感为度。最后再刮足三里、三阴交、水泉穴各30次。

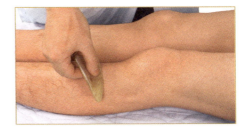

### 注意事项

糖尿病患者抵抗力较差，刮痧工具必须严格消毒，防止交叉感染；严格控制碳水化合物的摄入，多食蔬菜，慎食蛋白质类及脂肪类食物（按医嘱食谱）；患者应适当锻炼身体，增强体质。

# 「帕金森病」

帕金森病又称"震颤麻痹"，是以肌肉僵直、静止性震颤、动作减少及姿势障碍为主的神经系统疾病。本病起病缓慢，患者最早感受是肢体震颤，举动僵直不硬，运动减少。其典型震颤是静止性震颤，多从一侧上肢远端开始，逐渐发展至四肢及全身。多发于50～60岁的人群，且男性多于女性。

**取穴：** 四神聪、百会、率谷、风池、太阳、肩井、肝俞、肾俞、曲泽、内关、阴陵泉、足三里、三阴交

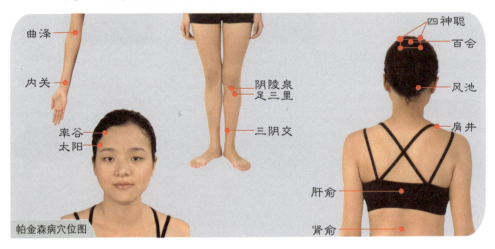

帕金森病穴位图

## 刮拭方法

刮拭四神聪、百会、率谷、风池、太阳穴及全头部。

刮肩井、肝俞、肾俞穴，然后刮曲泽、内关穴再刮阴陵泉、足三里、三阴交穴，各30次。

## 注意事项

坚持加强对表情、言语、姿势、动作等的锻炼；饮食起居要有规律；注意劳逸结合；多吃水果、蔬菜，不吸烟、饮酒。

# 更年期综合征

更年期综合征指多发于男性51~64岁、女性45~55岁，在数月至二三年间出现的一系列植物神经功能紊乱症候群，女性患者又称"绝经前后诸症"。主要表现在心血管循环系统、精神及神经系统、代谢系统、月经周期及生殖器官等方面，如头晕目眩、耳鸣眼花、潮热盗汗、骤然汗出、心悸失眠、烦躁易怒、头面下肢浮肿、四肢麻木、月经周期紊乱、乳房胀痛、纳差、便溏、外阴及阴道有瘙痒感等症状。

**取穴：** 百会、风池、心俞、脾俞、肾俞、次髎、中脘、天枢、气海、关元、阳陵泉、曲池、合谷、内关、神门、足三里、三阴交、太溪、太冲。

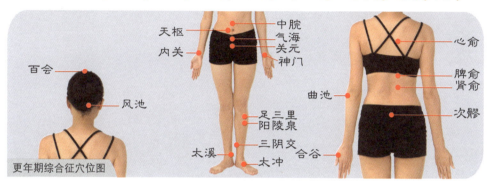

更年期综合征穴位图

## 刮拭方法

从前发际刮过百会穴，刮至后发际，刮30次，至头皮发热为止；再刮风池、心俞、脾俞、肾俞、次髎5穴，各30次。

点揉中脘、天枢、气海、关元4穴，各30次。

刮曲池、合谷、内关、神门4穴；再刮足三里、三阴交、太溪、太冲、阳陵泉5穴，各30次。

## 注意事项

生活规律，劳逸结合，睡眠充足；坚持适度参加文体活动，以丰富精神生活，增强身体素质；多食含钙丰富的食物，适当限制脂肪和糖的摄入。

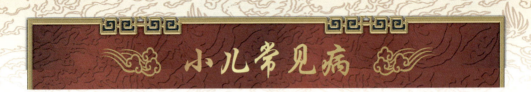

# 小儿常见病

## 「小儿疳积」

小儿疳积即平常所说的营养不良，是由蛋白质或热量不足而造成的慢性营养缺乏症。主要表现为小儿面黄肌瘦、肚腹膨大、体重不增或减轻、皮肤干燥松弛，运动机能和智力发育迟缓等，分为轻度、中度和重度三种。多发于1～5岁儿童，主要病因是喂养不当和肠道寄生虫。

**取穴：** 身柱、脾俞、胃俞、中脘、天枢、足三里

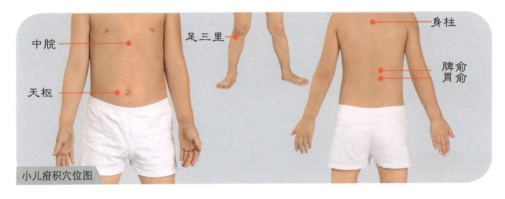

小儿疳积穴位图

### 刮拭方法

刮身柱、脾俞、胃俞穴，至出痧为止。

点揉中脘、天枢穴，各30次。

刮足三里穴30次。

### 注意事项

要注意饮食营养均衡，不偏食挑食，不吃过饱；保持饮食卫生，杜绝各种肠道疾病；带小儿多参加户外活动，增强体质。

# 「小儿百日咳」

百日咳是由百日咳杆菌感染而引起的一种小儿急性呼吸道传染病，好发于冬春两季，各年龄段小儿均可发病，尤以5岁以下小儿发病最多。本病可分为初、中、后三期，初起形似感冒；继而加重，出现阵发性痉挛性咳嗽，咳后吸气时伴有特殊的鸡鸣声，颜面和眼睑水肿，甚至有鼻出血和咯血等现象；后期咳痰逐渐缓解，直至康复。本病中期病情最重，治疗不当可再现严重的并发症，如肺炎喘咳、惊厥窒息等。本病由于病程长，一般可持续两个月以上，故称"百日咳"。

**取穴：** 风门、肺俞、身柱、尺泽、内关、合谷

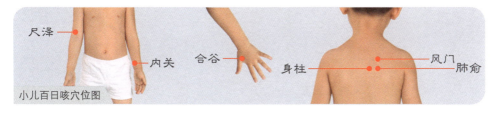

小儿百日咳穴位图

### 刮拭方法

刮风门、肺俞、身柱穴、至出痧为止。再刮尺泽、内关穴。

点揉合谷穴，以有麻胀感为度。

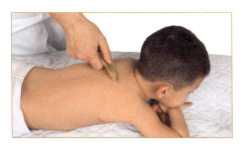
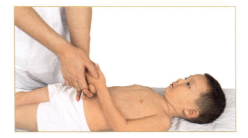

### 注意事项

此病具有传染性，应注意隔离；小儿应按医嘱及时接种百日咳疫苗，做好预防工作；发病期间若发现患儿发热、气急等症状，则可能并发肺炎；如兼有昏迷、抽搐症状，可能并发中毒性脑炎，必须引起重视，应及时送医院救治。

# 「小儿高热」

小儿高热是指小儿发热且体温超过38.5℃。引起小儿高热的原因较复杂，多为冷热调节失当，外感风寒所致，天气骤然变化时发病率尤高。主要表现为怕冷、发热、哭闹不止、食欲不振、鼻塞流涕、咳嗽、喷嚏等，重症者体温可升高至40℃以上，伴有嗜睡或烦躁不安、呕吐、腹泻、抽风等症状。

**取穴：** 风池、大椎、大杼、风门、印堂、曲池、合谷、少商、复溜

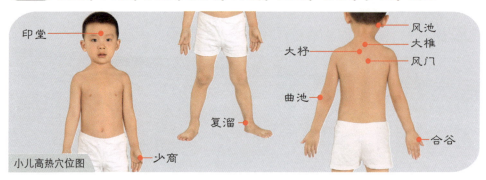

小儿高热穴位图

## 刮拭方法

刮风池穴，左右各30次。
以揪痧法揪大椎、曲池穴，各30次，或至出痧为止。
刮大杼、风门穴，各30次。
刮前胸部、前臂外后侧及合谷穴，至出痧为止。
挤印堂穴，至出痧为止。
点刺少商穴，至出数滴血为止。
刮复溜穴，30次。

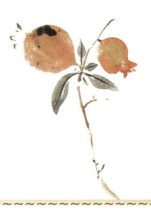

## 注意事项

注意天气变化，根据冷热变化适当增减衣物；小儿饮食宜清淡、易消化，保证充分睡眠休息，保持大便通畅；重症高热不退者请及时送医院诊治。

# 小儿腹泻

小儿腹泻是指便次比正常时突然增多，粪便为稀便或水样便，兼有未消化的乳食残渣及黏液。小儿腹泻是一种常见的消化道疾病，尤其以夏秋暑湿时最易发病。现代医学认为，小儿消化系统发育不成熟，神经调节作用较差，如遇饮食失调、冷暖不均或细菌、病毒感染等因素即会发生腹泻，以至胃肠功能紊乱，消化不良。如治疗失时或不当，可危及生命；如久泻不愈，常导致营养不良，影响生长发育。

**取穴**：身柱、大肠俞、中脘、天枢、气海、足三里

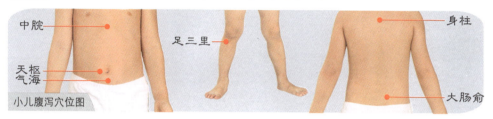

小儿腹泻穴位图

## 刮拭方法

刮身柱、大肠俞穴，然后点揉中脘、天枢、气海穴。再刮足三里穴。

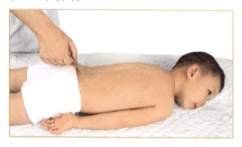
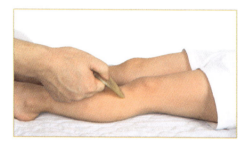

## 注意事项

家长应注意小儿饮食卫生，饮食宜定时定量，不要暴饮暴食，禁吃不洁食物；儿童应加强户外活动，注意气候变化，及时增减衣服，尤其应避免腹部受凉；亦可选用一些含复合多糖、酪蛋白磷酸肽、猴头菇多糖、双低聚糖的保健食品，以提升消化系统的功能。提倡母乳喂养婴儿，断奶应避开夏季。

# 「小儿遗尿」

遗尿又称"尿床",是指5岁以上儿童仍不能自控排尿,在睡眠中不知不觉小便的一种儿科常见病症。一般以5~15岁儿童较多见,但也有少数人一直到成年还继续遗尿。现代医学认为,少数小儿遗尿是由于大脑发育不全或蛲虫病所致。大部分小儿遗尿与精神因素有关,如突然受惊、过度疲劳、突然换新环境等,多见于容易兴奋、过于敏感或睡眠过热者。

**取穴:** 肾俞、膀胱俞、尺泽、气海、关元、足三里、三阴交

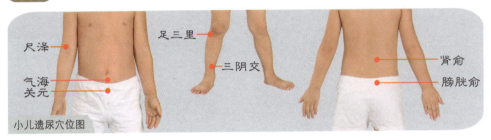

小儿遗尿穴位图

## 刮拭方法

刮肾俞、膀胱俞、尺泽穴,然后点揉气海、关元穴。最后再刮足三里、三阴交穴。

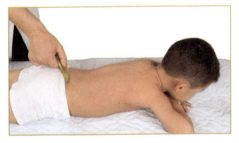
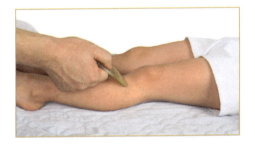

## 注意事项

小儿日常生活要有规律,从小养成按时排尿的习惯,白天玩耍不要太疲劳,临睡前注意不要饮过多的水。此外,还应积极诊断和治疗可能引发遗尿的其他原发病症。

## 面部常见病

### 「雀斑」

雀斑是发生于面部的一种黄褐色斑点，日晒后色泽变深，但无痛痒感觉。本病多有遗传，一般自5岁左右开始出现皮疹，随年龄增长而逐渐增多，到青春期达到高峰，而后又会逐渐减少。雀斑好发于面部，尤其以鼻梁部及颧颊部多见，对称分布，日晒后颜色加深、数目增多。春夏较重，秋冬季较轻。

**取穴：** 大椎、大杼、合谷、曲池、足三里、三阴交

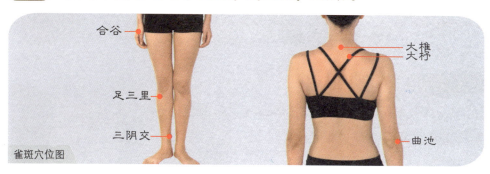

雀斑穴位图

### 刮拭方法

先刮拭大椎、大杼穴，以出痧为度。

再刮曲池、合谷、足三里、三阴交穴，以出痧为度。

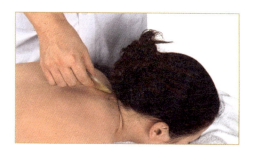
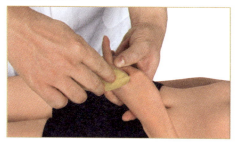

# 「黄褐斑」

黄褐斑是一种病因不明的面部色素代谢异常的皮肤病，多见于年轻女性，尤以妊娠女性（妊娠斑）为多。临床表现为面颜凸起部位，如颧部、前额、鼻尖、上唇、颊部，出现形状、大小不一的黄褐色斑，颜色深浅不一，日晒后加重，多呈对称性，且无自觉症状。现代医学认为本病与内分泌失调有关。

**取穴：** 肝俞、脾俞、肾俞、中脘、足三里、三阴交、太溪

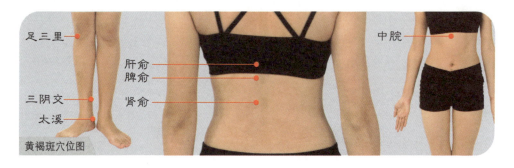

黄褐斑穴位图

### 刮拭方法

刮肝俞、脾俞、肾俞穴，各30次。然后点揉中脘穴，30次。

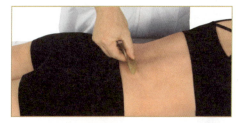

刮足三里、三阴交、太溪穴，各30次。

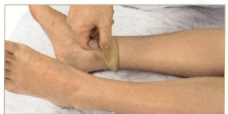

### 注意事项

注意劳逸结合，避免长时间风吹日晒；患者要注意调整饮食结构，少吃油腻辛辣食品，多吃清淡、富含纤维素的食品；按时睡眠，定时大便；积极治疗导致内分泌失调的原发病症。

# 「痤疮」

痤疮是青春发育期常见的一种毛囊与皮脂腺的慢性炎症,是因青春期性腺成熟、睾丸酮分泌增加、皮脂腺代谢旺盛,过多的皮脂堵塞毛囊口,经细菌感染而引发炎症所致。多见于面部、上胸、肩、背等处,形如粟米,分散独立,分布与毛孔一致的小丘疹或黑土丘疹,用力挤压,可见有白色米粒样的汁液溢出。本病多无自觉症状,当继发细菌感染时,皮损红肿明显,有压痛。本病病程缓慢,反复发作,时轻时重,多数青春期过后自然痊愈,少数严重者终身留有瘢痕。

**取穴:** 大椎、肺俞、肾俞、曲池、合谷、足三里、三阴交

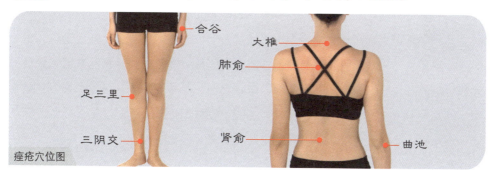

痤疮穴位图

### 刮拭方法

从上至下刮拭大椎、肺俞、肾俞穴,以出痧为度。

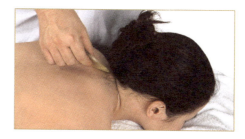

再刮曲池、合谷、足三里、三阴交穴,以出痧为度。

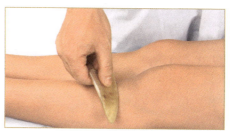

### 要点事项

患者不要用手挤粉刺或随便使用外用药物，也不要用油性化妆品以及含有粉质的化妆品，如粉底霜等，以免加重病情；生活和工作要注意劳逸结合，避免长期精神紧张。注意饮食调养，少吃辛辣刺激食品，经常用温水洗脸；可根据情况选用一些含有复合多糖、活性多糖和含酪蛋白磷酸肽的保健食品，以强化免疫系统。

## 「面瘫」

面瘫是以口、眼向一侧歪斜为主要症状的一种疾病，可发生于任何年龄，但以青壮年多见，并且无明显季节性。本病起病突然，常在睡眠醒来时发现一侧面部表情肌麻痹，额纹消失，眼裂变大，露睛流泪，鼻唇沟变浅，口角下垂偏向健侧，不能做蹙额、皱眉、露齿等动作。部分患者初起时有耳后、耳下及面部疼痛，还可能出现患侧舌前味觉减退或消失、听觉过敏等症状。

**取穴：** 翳风、地仓、颊车、合谷、太冲、风池

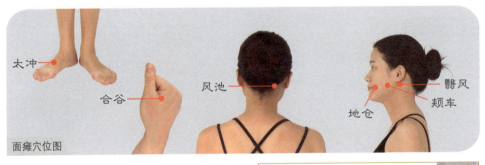

面瘫穴位图

### 刮拭方法

先刮头部两侧翳风、风池穴。

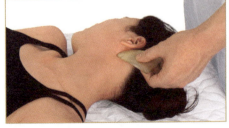

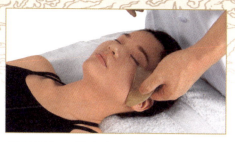 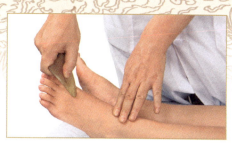

再刮颊车、地仓穴。面部经穴部位用刮板边角刮拭,手法不要太重,以免伤及皮肤。然后刮手背合谷穴。

最后刮太冲穴。

### 注意事项

患者应注意局部保暖,避免受寒吹风,必要时可戴口罩、眼罩防护;保持乐观的情绪,及时进行治疗,有助于本病的康复;患者可根据自身情况选用一些含复合多糖、灵芝多糖、酪蛋白磷酸肽的保健食品。

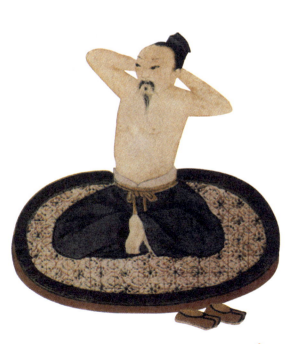
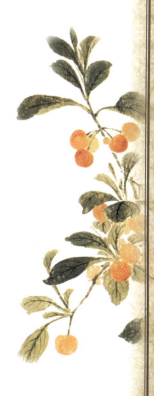

第三章 **74种常见病症的刮痧疗法**

# 酒渣鼻

酒渣鼻又称"玫瑰痤疮"或"酒糟鼻",是一种发生于面中部、鼻部的慢性皮肤病,其症状主要以皮肤潮红、丘疹、脓包,并伴有毛细血管扩张为特点。确切病因不明,局部血管舒缩神经失调,毛囊虫及局部反复感染,食用辛辣食物、饮酒、冷热刺激、精神紧张、情绪激动、内分泌功能障碍等多种因素,都可能诱发或加重疾病。多见于中年人,女性多于男性。

**取穴:** 印堂、迎香、承浆、支沟、曲池、合谷、大椎、大杼、膈俞

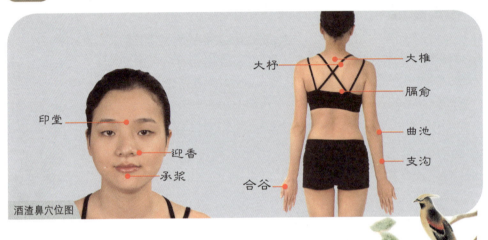

酒渣鼻穴位图

## 刮拭方法

刮印堂、迎香、承浆穴,至出痧为止。

刮支沟、曲池、合谷穴,至出痧为止。

刮大椎、大杼、膈俞穴,至出痧为止。

## 注意事项

生活规律,劳逸结合,保持舒畅心情和乐观的生活态度;戒烟戒酒,少吃辛辣、高油脂和刺激性的食物;注意面部清洁卫生,尤其是鼻部周围的清洁卫生。

# 其他常见病

## 「头痛」

头痛是一种常见的自觉症状,它是许多疾病的先兆和临床表现,引起的原因有很多。有些发病很急,有的则是慢性病。头痛是一种高级神经反射,受许多因素影响,包括精神与情感等。所以必须辨清头痛的原因,方可对症治疗,颅内占位性病变和颅外伤所致头痛,不宜用刮痧治疗。

**取穴：** 百会、大椎、大杼、神堂

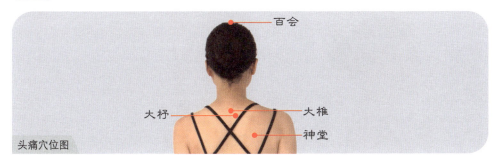

头痛穴位图

### 刮拭方法

取坐姿,以百会穴区为中心,向前刮至前顶,向后刮至后顶。
大椎穴斜刮至大杼穴,再直刮下神堂穴。

### 注意事项

有头痛病的患者要尽量放松精神,注意适度运动及休息,少吃辛辣刺激食物,多吃一些清淡有营养的食物,如新鲜蔬菜、水果、蛋类等；患者可根据自身情况选用一些含复合多糖和脂肪酸的保健食品,以强化脑部血液循环及辅助治疗。

# 「偏头痛」

偏头痛是由于脑血管功能紊乱所引起的一种剧烈头痛,现代医学称之为"血管神经性头痛"。偏头痛多在一侧,且多呈周期性发作。疼痛可表现为剧烈的跳痛、钻痛、胀裂痛,可持续数小时至数天。本病发作时伴有恶心、呕吐、腹胀、腹泻、多汗、心率加快等。本病常与情绪紧张、疲劳、急躁、焦虑、睡眠不佳、月经周期有关。

**取穴:** 风池、翳风、头维、率谷、太阳、列缺、合谷、血海、足三里、阳陵泉、丰隆、足临泣穴

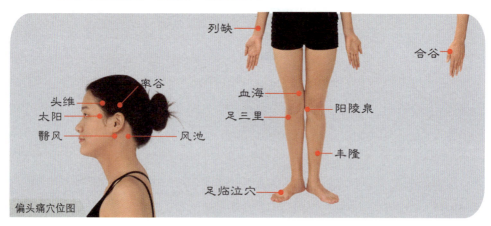

偏头痛穴位图

## 刮拭方法

刮风池30次。

点揉翳风、头维、率谷、太阳穴,至麻胀为止。

刮合谷、列缺各30次。

再刮阳陵泉、丰隆、血海、足三里、足临泣穴,各30次。

## 注意事项

患者应合理安排生活,劳逸结合,减轻压力,保证充足的睡眠;出现发病先兆时,立即进行刮痧,预防效果更好。

## 「斑秃」

斑秃是一种头皮部毛发突然发生圆形或椭圆形局限性斑状脱落的病症，可能与精神过度紧张、中枢神经系统功能紊乱、内分泌障碍有关，也可能与自身免疫系统有关。主要表现为头发突然脱落，边界清楚，呈圆形、椭圆形，大小不等，多数发展至钱币状或稍大些就不再扩大。病程可持续数月至数年，多数能自愈。但也有少数患者可反复发作，重者脱发可持续进行或迅速发展，直至头发全部脱落，形成全秃。

**取穴：** 大椎、大杼、肺俞、肝俞、肾俞、足三里、三阴交

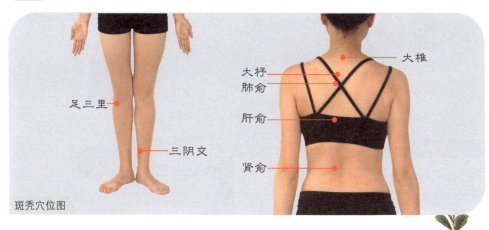

斑秃穴位图

### 刮拭方法

刮拭脱发局部，至头皮有热感，再用生姜片在脱发区反复涂抹。

刮拭背部大椎、大杼、肺俞、肝俞、肾俞穴，以出痧为度。

刮拭足三里、三阴交穴，以出痧为度。

### 注意事项

保持心情舒畅和乐观的生活态度；生活起居规律，劳逸结合；平时多吃些牛奶、蛋类、豆制品、新鲜水果、蔬菜及其他有营养的食品。

# 「近视」

近视是以视远物模糊不清、视近物正常为特征的一种眼病。不少青少年由于不注意保护眼睛，看书写字姿势不当，长时间近距离阅读、看电视、玩电子游戏等，容易造成视力疲劳，头昏脑涨，久之视力减退，逐渐变成近视眼。

**取穴：** 风池、肝俞、肾俞、攒竹、睛明、瞳子髎、承泣、合谷、光明

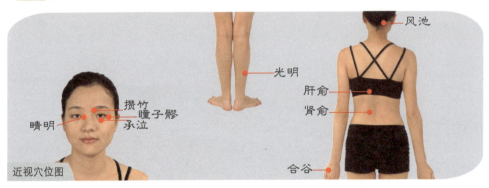

近视穴位图

### 刮拭方法

先刮风池、肝俞、肾俞穴。

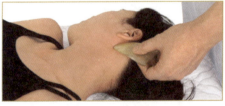

点揉攒竹、睛明、瞳子髎、承泣穴。

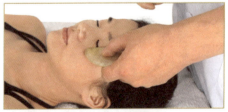

再刮合谷、光明穴。

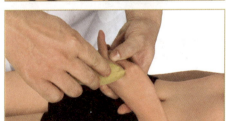

# 「青光眼」

青光眼是指眼内压力或间断或持续升高的一种眼病,多双眼发病。劳累过度、睡眠不足、情绪波动、饮食不节或暴饮暴食等因素,都可影响血管神经调节中枢,使血管舒缩功能失调,导致眼压急剧升高。而眼内压力的升高又可因病因的不同而有各种不同的症状表现,如头痛、眼胀、视力下降等等,严重者可导致失明。青光眼是致盲率最高的眼病之一,宜及早诊断和治疗,否则治愈难度更大。

**取穴:** 风池、肝俞、胆俞、攒竹、瞳子髎、四白、合谷、三阴交、太溪、太冲

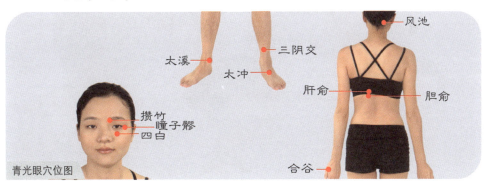

青光眼穴位图

## 刮拭方法

刮风池、肝俞、胆俞,各30次。
点揉攒竹、瞳子髎、四白、合谷,各30次。
刮三阴交、太溪、太冲穴,各30次。

## 注意事项

保持心情舒畅,避免不良精神刺激和情绪过度波动;生活起居规律,注意劳逸结合,保持充足睡眠,进行适量体育锻炼;饮食宜清淡、营养丰富,禁烟酒、浓茶、咖啡,适当控制饮水量;注意用眼卫生,避免在阳光过强或过弱的环境下长时间过度用眼;注意药物及女性生理期等影响,患者应定期复查,积极配合治疗。

## 「眩晕」

眩晕也就是通常所说的头晕眼花，是一种运动性和位置性的幻觉。有旋转感觉的真性眩晕，多由前庭神经系统及小脑的功能障碍所致，表现为感到自身晃动或景物旋转；也有无旋转感觉的一般性眩晕，多由某些全身性疾病引起，表现为头昏、摇摆感、头重脚轻等。

**取穴：** 百会、强间、虞脉、风池、天柱、太阳、印堂、三阴交、大敦、侠溪、涌泉

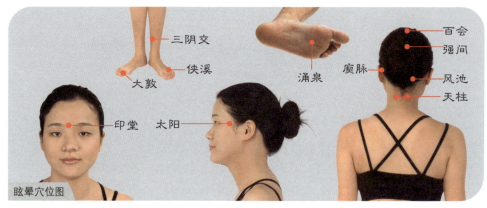

眩晕穴位图

### 刮拭方法

先刮头顶中线段，从前发际刮过百会穴，刮至后发际，中途不间断，不抬板，再刮左侧头顶，最后刮右侧头顶，刮板所到之处应覆盖头顶全部穴位，刮至头皮微微发热或出痧为止。

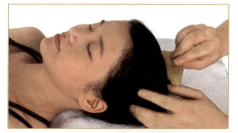

挤揉太阳、印堂穴，各30次。

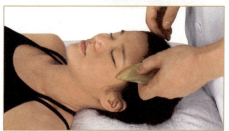

点揉三阴交、侠溪、大敦、涌泉穴,各30次。

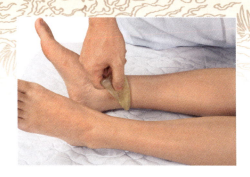

### 注意事项

避免可能导致眩晕的各种外部因素,调节情志,调整精神状态,保持心境平和;劳逸结合,戒除烟酒,节制房事,不做剧烈运动(特别是头部);对颅内病变引起的眩晕应做手术或药物治疗,不宜采用刮痧疗法。

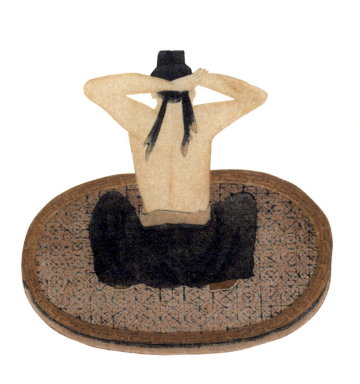

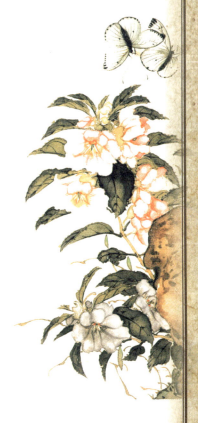

第三章 **74种常见病症的刮痧疗法**

## 「鼻出血」

鼻出血可由外伤引起，也可由鼻病引起，如鼻中隔弯曲、鼻窦炎、肿瘤等；有些全身疾病也是诱因，如高热、高血压等；妇女内分泌失调，在经期易出现鼻出血现象，称为"倒经"；天气干燥、气温高也可引起鼻出血。临床症状有：鼻出血多在一侧发生，少的仅在鼻涕中带有血丝，多的则从一侧鼻孔流出鲜血，甚至从口中和一侧鼻孔同时流出鲜血。鼻出血易引起患者紧张，但越紧张，出血越严重。

**取穴：** 大椎、上星、迎香、合谷、少商

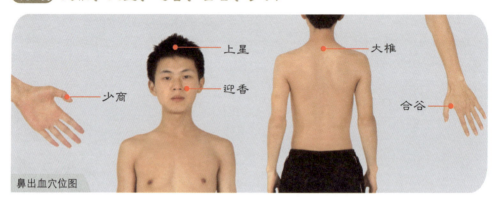

鼻出血穴位图

### 刮拭方法

刮大椎、上星2穴，各30次。

点揉迎香、合谷、少商3穴，各30次。

### 注意事项

患者要放松心情，保持镇静，仰卧或仰坐，采取冷敷法冷敷鼻梁和前额，同时为下肢保暖；鼻流血时，患者两手中指相互勾紧，同时点揉合谷、少商穴可止血。

## 「耳鸣」

耳鸣是听觉功能紊乱而产生的一种临床症状,患者以自觉耳内鸣响,有如蝉响或潮声为主要症状,时发时止,重者可妨碍听觉。引起耳鸣的原因有很多,常见的有药物中毒、急性传染病、噪声损伤、颅脑外伤及老年性耳聋等。

**取穴:** 角孙、听宫、翳风

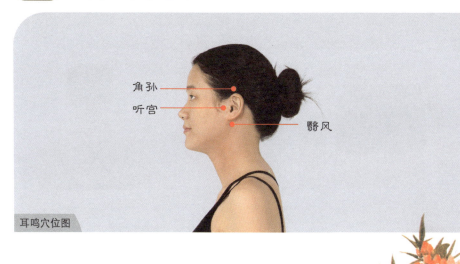

耳鸣穴位图

### 刮拭方法

点揉角孙、听宫、翳风穴,各30次。

### 注意事项

患者特别要注意调节情绪,保持心态平和,心情舒畅;此外,还要注意加强营养,劳逸结合,睡眠充足,节制房事;患者还可根据情况选用一些含有复合多糖、活性多糖和含酪蛋白磷酸肽的保健食品,以强化血液循环和加强肺肾功能,补充微量元素和维生素。

# 「落枕」

落枕又称"失枕",以急性颈部的肌肉痉挛、患部一侧酸楚痛胀,并向同侧肩部及上肢扩散、头颈部强直或头部向一侧歪斜,前后左右转动不便、活动受限为主要临床表现。轻者可自行痊愈,重者可延至数周。其发生原因,多为体质虚弱、劳累过度,在晚上睡眠时,头颈部位放置不当,枕头高低不适或太硬,使颈部肌肉长时间地处于过度伸展或紧张状态,从而引起颈部肌肉静力性损伤或痉挛。

**取穴：** 风府、风池、大椎、肩井、外关、悬钟、足临泣

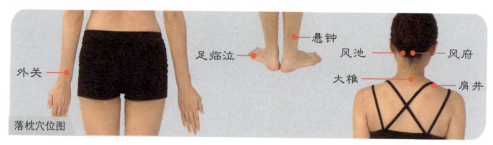

落枕穴位图

### 刮拭方法

重刮风府、风池、大椎、肩井穴,由肩部肩井穴开始沿脊柱向上刮至风府穴,按顺序反复进行刮拭,至皮下呈现痧痕为止。

再刮拭上肢部外关穴,下肢部悬钟、足临泣等穴位,至皮下呈现痧痕为止。

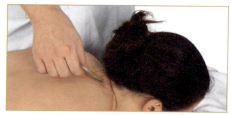

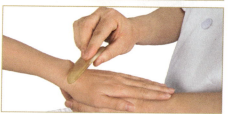

### 注意事项

经常发生落枕的患者,睡卧时垫枕高低要适当,并注意颈、项部的保暖。若在一段时间内反复落枕,在排除高枕等诱发因素后,宜做进一步详细的检查,如拍颈部X光片等,以确定是否为早期颈椎病。

# 「失眠」

难以入睡、睡眠不深易醒、醒后难眠，甚至彻夜难眠的现象，称为"失眠"，多发于身体衰弱、精神紧张或有慢性疾病者。患者还常伴有精神疲惫、头痛、头晕、心悸、健忘、多梦、食欲不振等症状。

**取穴：** 百会、心俞、内关、神门、涌泉、风池

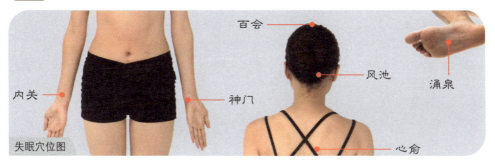

失眠穴位图

### 刮拭方法

从上至下刮拭百会、风池及后头部，以出痧为度。然后泻刮心俞穴，以出痧为度。

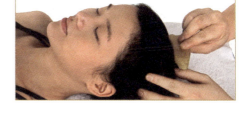

点揉内关、神门、涌泉穴，以出痧为度。

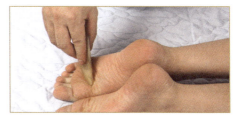

### 注意事项

患者要养成良好的生活习惯，睡前避免情绪波动太大，勿进食刺激性食物；若出现长期严重失眠，需就医治疗；患者平时可根据自身情况选用含复合多糖、酪蛋白磷酸肽、Ω3多不饱和脂肪酸的保健食品，以辅助治疗改善睡眠质量。

# 「神经衰弱」

神经衰弱属于神经官能症的一种，是一种由精神因素引起的神经机能暂时失调的疾病。临床表现为头晕、头痛、失眠、多梦、健忘、心悸、忧虑、注意力不集中等。本病归属于中医学的"不寐"、"郁症"等病症范畴。其病因、病机为思虑太过，劳逸不当而使脏腑功能失调所致。

**取穴：** 百会、风池、天柱、心俞、脾俞、合谷、内关、神门、足三里、三阴交、太冲

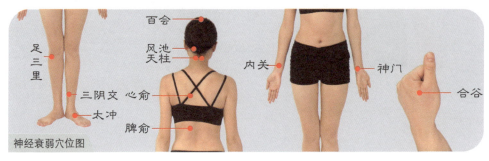

神经衰弱穴位图

## 刮拭方法

先刮百会穴，从前发际刮过百会穴，刮至后发际，从左向右排刮，至头皮微微发热为止。刮风池、天柱穴、从左风池排刮至右风池。

采用泻法刮拭心俞、脾俞穴，至出痧为止。

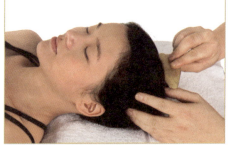

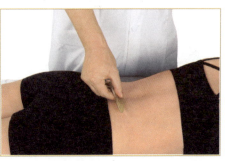

点揉合谷、内关、神门穴,以有麻胀感为度。再刮足三里、三阴交、太冲穴。

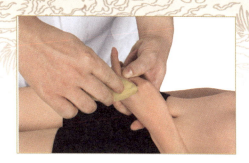

### 注意事项

患者要注意调节情绪,保持心情开朗,以积极向上的心态去面对生活;施术者要多与患者交流,做好精神安慰和心理疏导工作,使之积极配合治疗。

## 「惊悸」

惊悸是指气血阴阳亏虚、痰饮淤血阻滞、心失所养、心脉不畅等引起的以惊慌不安、心脏急剧跳动、不能自主为主要症状的一种病症。本病临床多为阵发性,有时也有呈持续性,并伴有胸痛、胸闷、喘息、气短、头晕和失眠等症状。传统医学认为本病多因体质虚弱、久病失养、劳欲过度、气血两亏、心失所养所致。

**取穴:** 大椎、心俞、膈俞、胆俞、脾俞、肾俞、膻中、巨阙、间使、神门、足三里、太溪、阴郄、劳宫、内关、气海、关元、阴陵泉

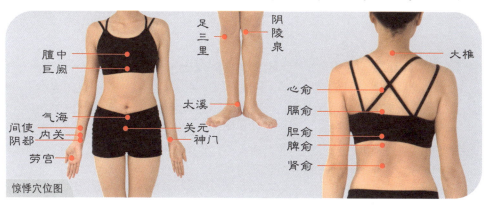

惊悸穴位图

### 刮拭方法

先以平补平泻法长刮大椎及背部的心俞、膈俞、胆俞、脾俞、肾俞等穴，各30次。

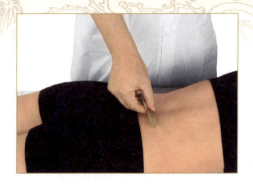

以补法刮膻中、巨阙、气海、关元、足三里、阴陵泉、太溪穴，各30次。

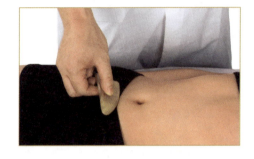

刮拭间使、内关、阴郄、神门、劳宫穴，先外侧，后内侧。

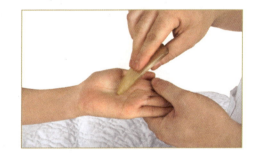

### 注意事项

刮痧疗法不仅可以控制惊悸症状，还可以改善和治疗本症。日常生活中患者要注意饮食起居的规津性，清心寡欲，调适情志，不怒不怨，以平和的心态对待和处理人际关系；要注意补充营养，锻炼身体，增进健康，提高抵御外邪入侵的能力；为人做事要光明磊落，淡泊名利，知足常乐，始终保持一种健康宽容的心态。

## 「中暑」

中暑俗称"发痧",是指人处于烈日下或高温环境中,人体调节体温的能力下降,体内产生的热量不能及时向外散发,由此积聚而产生高热的现象。中暑患者一般会出现头痛、眩晕、心悸、恶心等症状,随即出汗停止,体温上升,如不及时抢救可致昏迷而死亡。头部受强烈的日光照射,以及在高温环境下大量出汗后又未能及时补充水分和盐分,也容易发生中暑。

**取穴:** 风府、哑门、大椎、曲泽、内关

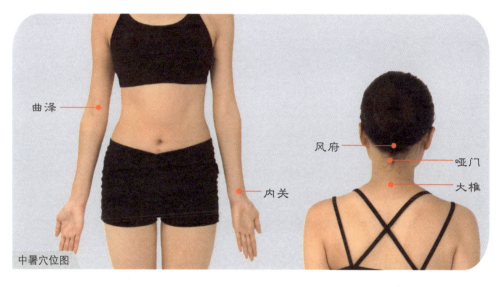

中暑穴位图

### 刮拭方法

刮风府、哑门、大椎穴以及背部脊柱两旁足太阳膀胱经穴区。

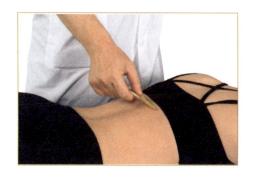

刮手部曲泽、内关穴区，以出痧为度。

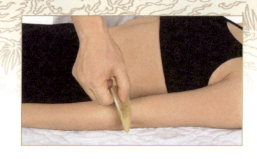

**注意事项**

患者出现中暑症状时，先到阴凉处躺下，将头部放低，并松开衣服，轻松呼吸，然后补充水分或运动饮料，并以冷毛巾或酒精擦拭身体，帮助散热降温，并可配合选用红果青露清热解暑。

## 「贫血」

贫血是指人体血液中的红细胞数量或血红蛋白量低于正常值。贫血的主要症状为面色苍白、呼吸急促、心跳加快、疲乏无力、腹泻、闭经、性欲下降等。贫血多由禀赋不足、脾胃虚弱、久病不愈、思虑伤阴、淤血阻络及失血过多等原因引起。

**取穴：** 膏肓、肺俞、气海、足三里、三阴交、涌泉、合谷

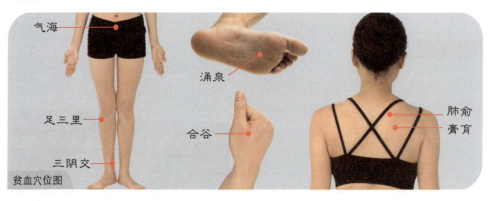

贫血穴位图

### 刮拭方法

先从上向下刮肺俞、膏肓穴，各30次。

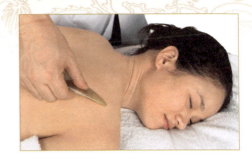

用刮板一角轻柔均匀地点揉气海、涌泉、合谷穴，各30次。

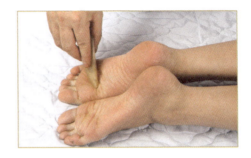

以补法长刮足三里、三阴交穴。

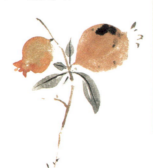

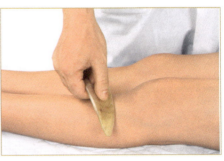

### 注意事项

由于引起贫血的原因很多，因此，在进行刮痧治疗贫血的同时，要针对病因对症治疗。在日常生活中应注意饮食调节，多食含铁、维生素C和维生素$B_{12}$的食物，少饮酒、不吸烟；进餐时不要喝浓茶、咖啡或可乐等含有咖啡因和碳酸盐的饮料，可适当饮柠檬汁饮料，因前者会妨碍铁的吸收，后者则可促进铁的吸收。

# 「肥胖症」

当进食热量多于人体消耗量，造成体内脂肪堆积过多，超出标准体重的20%即为肥胖症。人体的身高和体重之间有一定的比例。正常成人身高与体重的关系为：体重（千克）=身高（厘米）-105（女性减110）。如果根据这一公式算出的结果，超过标准体重20%时，就可被称为"肥胖症"。肥胖按病因可以分为单纯性肥胖和继发性肥胖两大类，前者无明显内分泌代谢病病因；后者是由于体内某种疾病引起的继发性肥胖。肥胖症多见于中年以后人群，女多于男。

**取穴：** 脾俞、胃俞、肾俞、中脘、关元、天枢、列缺、梁丘、三阴交、丰隆

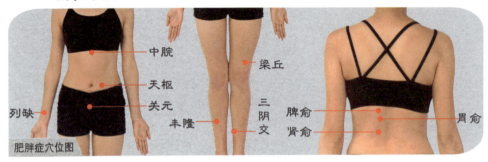

肥胖症穴位图

**刮拭方法**

刮脾俞、胃俞、肾俞，至出痧为止。

点揉中脘、关元、天枢穴，各30次。

刮列缺穴30次。

刮丰隆、梁丘、三阴交穴，各30次。

**注意事项**

注意调整饮食结构，减少富含脂肪和碳水化合物食物的摄入，多吃蔬菜、水果，改变吃零食、甜食的习惯；循序渐进、持之以恒参加体育锻炼，增加热量的消耗。

# 「妊娠呕吐」

妊娠呕吐是指受孕40天后，反复出现的以恶心、呕吐、厌食或食入即吐为主要症状的孕期病症。根据程度的不同，可分为轻度呕吐、中度呕吐和恶性呕吐三种。较严重的会频繁呕吐不能进食，引起体液平衡失调和新陈代谢障碍，使孕妇精神萎靡、嗜睡。此症多见于初孕女性。营养状况差、精神过度紧张、焦急、忧虑等都可成为诱因。

**取穴：** 脾俞、胃俞、中脘、内关、足三里、太冲

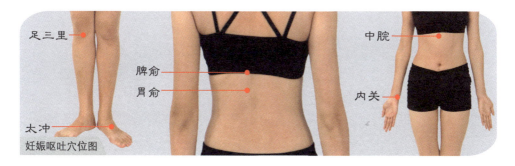

妊娠呕吐穴位图

### 刮拭方法

以补法刮脾俞、胃俞穴，至出痧为止。
点揉中脘、内关穴，以局部酸胀为度。
刮足三里、太冲穴，各30次。

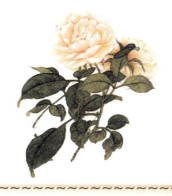

### 注意事项

刮痧时按压力不宜过重，应采取补法；保持轻松愉快的心情，多了解相关保健知识，减除心理负担；适当参加些轻缓的活动，减轻早孕反应；保证充足的睡眠和休息，饮食要清淡，少食多餐；对于身体虚弱又呕吐剧烈的患者，宜就医，遵医嘱用药物止吐。

# 「产后缺乳」

产后缺乳是指产妇在产后乳汁分泌很少或者没有乳汁分泌,影响正常哺乳的症状。乳汁的分泌与多种因素有关,营养状况不佳、乳腺发育差、产后出血过多、情绪差、过度劳累、睡眠不足,以及腹泻等疾病都有可能导致缺乳。

**取穴:** 肝俞、脾俞、膻中、乳根、天溪、气海、气穴、关元、曲骨、少泽

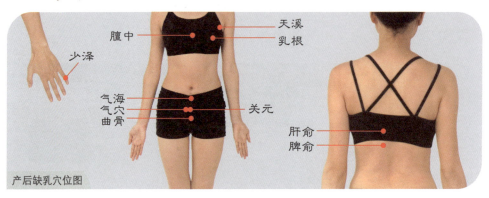

产后缺乳穴位图

### 刮拭方法

刮肝俞、脾俞穴,各30次。
刮膻中、乳根、天溪穴,各30次。
点揉气海、气穴、关元、曲骨穴,各30次。
点刺少泽穴,出血即止。

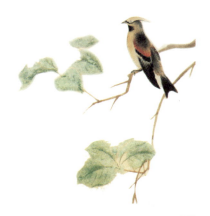

### 注意事项

平衡、充足摄取营养,多吃肉、鱼、鸡蛋和豆腐等蛋白质和钙含量丰富的食物,以及富含维生素和膳食纤维的蔬菜、水果;食物不宜太油腻,多喝猪蹄汤、鲫鱼汤等催乳;保持心情舒畅,确保充足睡眠。

# 乳腺增生

乳腺增生又称"乳腺小叶增生",是指乳腺上皮和纤维组织增生,乳腺组织导管和乳腺小叶在结构上的退行性病变及进行性结缔组织的生长。发病原因不明,多与内分泌失调及精神、环境因素有关。它既非炎症,又非肿瘤,主要表现为乳房疼痛、乳房肿块、乳头溢液、月经失调、情志改变等。多见于20~45岁的中青年女性。

**取穴:** 肩井、天宗、肝俞、屋翳、膻中、乳根、膺窗、外关、阳陵泉、足三里、丰隆、太溪、侠溪、行间

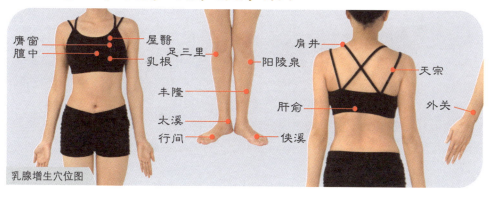

乳腺增生穴位图

## 刮拭方法

刮肩井、天宗、肝俞穴,各30次。

刮膻中、屋翳、膺窗、乳根穴,各30次。

刮外关穴30次。

刮阳陵泉、足三里、丰隆、太溪穴,各30次。

点揉侠溪、行间穴,各30次。

## 注意事项

保持情绪稳定,心情开朗;戒烟酒、多吃蔬菜、水果和粗粮,少吃油炸、高脂、辛辣刺激性食物;生活规律,劳逸结合;有条件者可定期去医院检查身体。

# 「乳腺炎」

乳腺炎是指乳腺和乳腺管组织被细菌感染后引起的急性化脓性炎症。此病多发于哺乳期妇女，尤其是初产妇。乳汁的淤积和细菌的侵入等因素都可导致乳腺炎。乳腺炎危害较大，初起时乳房肿胀、疼痛、肿块压痛、表面红肿、发热；继续发展则症状加重，乳房搏动性疼痛；严重者伴有高烧、寒颤，甚至形成乳房后脓肿，发生脓毒败血症。因其发展有一定的过程，所以及早治疗，可防溃脓和恶化。刮痧疗法适用于早期乳腺炎。

**取穴：** 肩井、天宗、天突、膻中、中脘、天枢、足三里、丰隆、太冲、曲池、合谷、内关

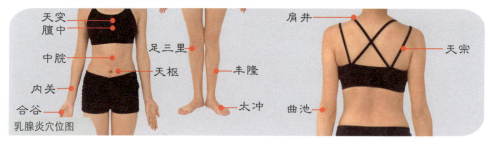

乳腺炎穴位图

## 刮拭方法

刮肩井、天宗穴，各30次。

角刮天突、膻中穴，各30次。

点揉中脘、天枢穴，各30次。

刮曲池、合谷、内关穴，各30次。

刮足三里、丰隆、太冲穴，各30次。

## 注意事项

定时哺乳，排空乳汁；保持乳房、乳头清洁卫生，哺乳时要避风保暖，哺乳后应轻揉乳房；不要突然断乳，要逐步减少哺乳时间，让乳房有一个渐进的生理调整过程；饮食应低脂高纤，多吃全麦类食品、豆类和蔬菜，控制动物蛋白的摄入，并注意补充适量的微量元素。

# 神经性皮炎

神经性皮炎又称"慢性单纯性苔藓"，是一种常见的发生于颈、肘等部位，以皮肤瘙痒、苔藓化为特征的皮肤神经功能障碍性皮肤病。本病多见于青壮年，病因可能与神经系统功能障碍、大脑皮质兴奋和抑制平衡失调有关。

**取穴：** 风池、大椎、膈俞、气海、曲池、内关、神门、合谷、血海、阴陵泉、三阴交、足三里、委中

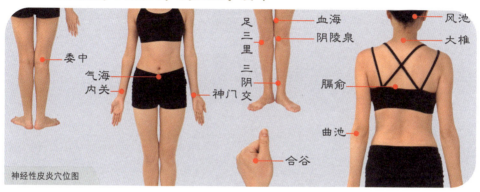

神经性皮炎穴位图

## 刮拭方法

刮风池、大椎、膈俞穴，各30次。

刮曲池、内关、神门穴，各30次。

刮血海、阴陵泉、三阴交穴，各30次。

刮足三里、委中穴，各30次。

点揉气海穴、合谷穴，各30次。

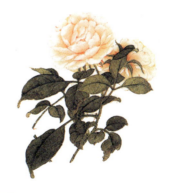

## 注意事项

规律生活作息，避免精神刺激；刮痧期间饮食宜清淡，忌食酒类、浓茶、咖啡、鱼虾、羊肉和辛辣刺激性食品等；避免抓挠等刺激，防止局部多汗；同时应配合中西医其他疗法进行治疗。

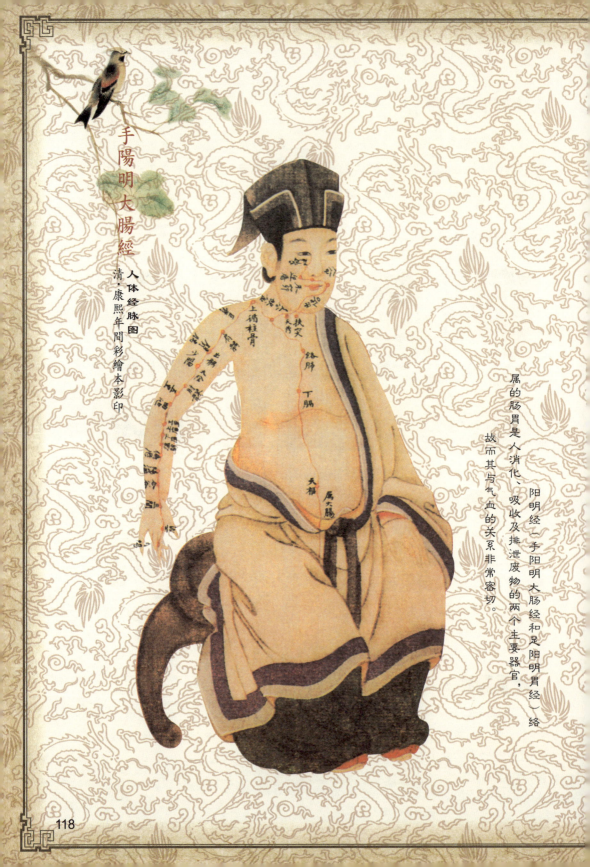

手陽明大腸經
人体经脉图 清·康熙年間彩繪本影印

阳明经（手阳明大肠经和足阳明胃经）络属的肠胃是人消化、吸收及排泄废物的两个主要器官，故而其与气血的关系非常密切。

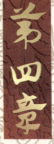

# 第四章 日常保健刮痧疗法

日常保健刮痧疗法不同于常见病症的刮痧疗法，是根据人体五脏六腑及各组织器官的生理功能和特点，选择相应的经络和穴位群进行保健刮痧，起到调节脏腑、疏通经络、畅通气血、平衡阴阳、促进血液循环、增强新陈代谢等作用，使机体整体协调，提高抗病能力。保健刮痧能有效、及时、迅速排出体内毒素，对人体各种潜伏的病症进行有效的预防和治疗，防微杜渐，防患于未然，使机体始终处于正常的、协调的、不断受到良性调节的健康状态。

保健刮痧手法的轻重要因人而异。一般老人、儿童及体质虚弱者宜用补法，青壮年及体质强壮者宜用泻法。此外要坚持定期刮拭，持之以恒，方可达到防病治病、强身健体的目的。

# 头部保健刮痧

保健刮痧法对头部相关穴位群进行刮拭，能对头部神经末梢进行良性刺激，有效地改善头部的血液循环，提高大脑的摄氧量，从而增强中枢神经系统的调节功能。

头部保健刮痧对益智健脑、增强记忆、缓解疲劳、消除精神压力大有好处，同时对预防和治疗脑动脉硬化、脑中风、神经衰弱、各种头痛、眩晕、耳鸣、失眠等有良好的效果。此外，头部保健刮痧还有延缓衰老的作用。

**取穴：** 百会、四神聪、风池、风府、哑门、翳风、头维、太阳

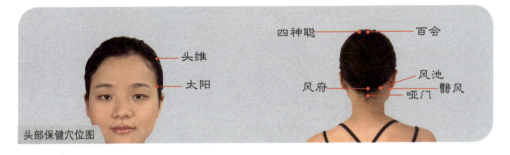

头部保健穴位图

## 刮拭方法

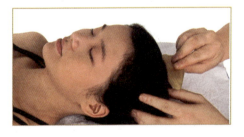

以百会穴为起点，经过四神聪穴向前、后、左、右四个方向各刮拭30次，向前从百会穴刮至神庭穴，左、右方向分别从百会穴刮至左、右耳上尖。

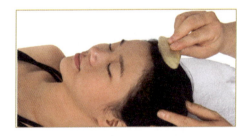

从头维穴刮至太阳穴，左、右各30次，再从百会穴刮至太阳穴，左右各30次。

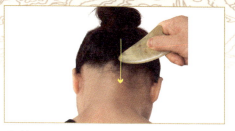
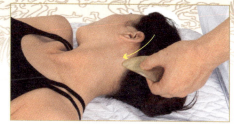

从枕骨经风府穴、哑门穴刮至后发际处，刮30次；再从风府穴排刮到翳风穴，左右各30次。

从头维穴沿耳廓，经耳尖、耳后刮至风池穴，左右各30次。

从左至右排刮全头部，从前发际刮至后发际，凡有头发之处都要刮到，从左至右排刮30遍。

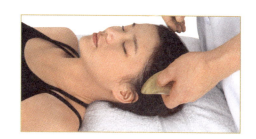

### 注意事项

头部保健刮痧要定时刮拭，每日一次，持之以恒；一般不用润滑剂，采用平补平泻手法，用梳状刮板或刮板薄面一侧刮拭；在风池、风府、头维、太阳、百会五穴处加大刮拭力度，以头皮发热为度；若有疼痛点，可在痛点部位涂抹活血剂再刮拭，能起到活血化瘀、通络止痛的作用。

## 颈、背、腰、骶部保健刮痧

颈、背、腰、骶部的保健刮痧主要是对督脉（大椎至长强）穴位群和足太阳膀胱经夹脊穴位群（大杼至腰阳关双侧平行穴位）进行刮拭。

颈、背、腰、骶部保健刮痧可促使经络及五脏六腑的秽浊之气外排，及时清理经络和五脏六腑的代谢产物，对经络和五脏六腑的生理功能进行良性调控，排

第四章 日常保健刮痧疗法

除外邪入侵引起的隐患，有效地保持人体内环境稳定。脊椎部位的病变可能会引发多系统、多部位的病理改变。经常刮拭夹脊穴位群可有效地调节神经系统的功能，对全身各系统的病变有良好的预防和治疗作用。另外，对此部位刮痧还可使人保持精力充沛、精神饱满、行动敏捷。

# 「颈部」

**取穴：** 风府、哑门、大椎、身柱、至阳、风池、天柱、肩井、肩中俞、肩外俞、秉风、臑俞

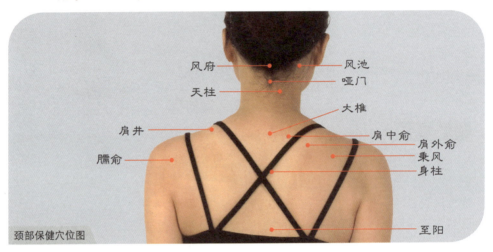

颈部保健穴位图

## 刮拭方法

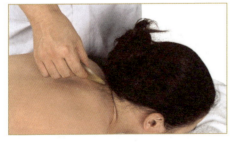

自上而下刮拭风府、哑门、大椎、身柱、至阳穴各30次。

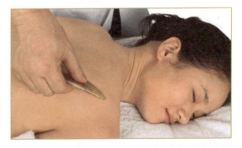

从风池、天柱二穴向左右肩膀部刮拭肩井、肩中俞、肩外俞、秉风、臑俞穴各30。

# 「背部」

**取穴：** 大椎、身柱、至阳、中枢、脊中、大杼、风门、肺俞、心俞、肝俞、胆俞、肩中俞、肩外俞、肩井、附分、秉风、魄户、臑俞、神堂、天宗、肩贞、膈关、魂门

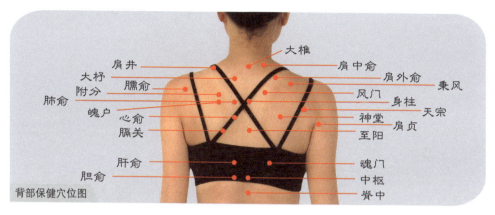

背部保健穴位图

## 刮拭方法

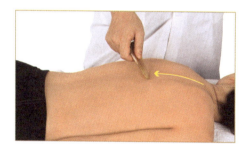

沿脊椎自上而下从大椎穴刮至脊中穴30次。

以夹脊膀胱经为起点，分别向左右两肩方向刮拭，自上而下排刮，上刮至肩井、秉风、臑俞、肩贞等穴，下刮至膈关、魂门各穴，分别刮30次。

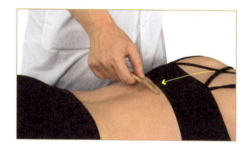

沿夹脊膀胱经自上而下从大杼刮至胆俞穴，左右各30次。

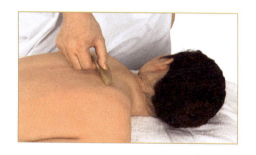

# 「腰部」

**取穴：** 大椎、身柱、至阳、脊中、命门、腰阳关、腰俞、长强以及大杼至会阳穴的夹脊膀胱经穴位群

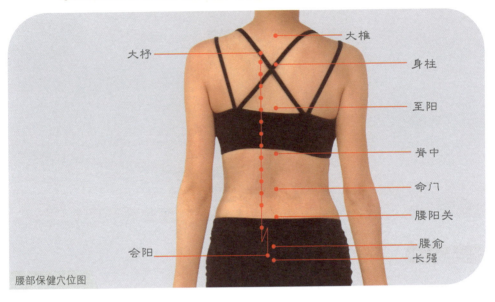

腰部保健穴位图

### 刮拭方法

自上而下刮拭督脉穴位群，从大椎穴刮至长强穴，分两段刮拭。第一段从大椎穴刮至腰阳关；第二段从腰阳关穴刮至长强穴。自上而下各刮30次。

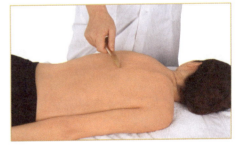

自上而下刮拭夹脊膀胱经穴位群，分两段刮拭。第一段从大杼穴刮至大肠俞穴；第二段从大肠俞穴刮至会阳穴。自上而下左右各刮30次。

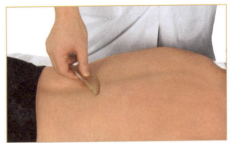

# 「骶部」

**取穴**：长强、腰俞、腰阳关、小肠俞、膀胱俞、胞肓、秩边、会阳

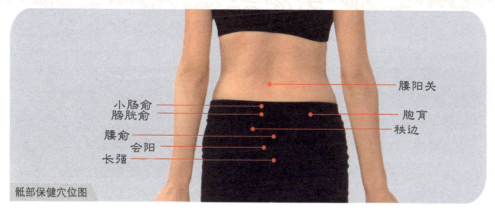

骶部保健穴位图

### 刮拭方法

自下而上，从长强穴刮至腰阳关穴30次。

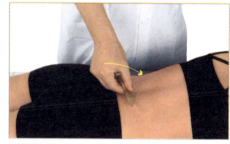

自下而上，从长强穴向上斜刮至髂后上棘30次。

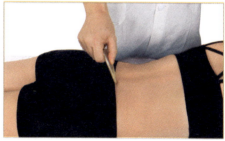

### 注意事项

颈、背、腰、骶部刮痧必须持之以恒，定时刮拭，一般每周需刮拭一次；颈、背、腰、骶部保健刮痧在洗浴后进行效果更好，浴后刮痧不用活血剂；骶部刮拭方向是自下而上，其余方向一般为自上而下。

# 胸、腹部保健刮痧

人体胸、腹部包含着五脏六腑的所有脏器；胸、腹又有任脉、肾经、胃经、脾经、肝经、胆经的循行。根据中医经络学说，任脉有统领全身阴经的作用，其各经脉与相对应的脏腑的生理、病理关系密切。

刮拭胸、腹部位可疏通经络、运行气血、促进新陈代谢、加速代谢产物的外排，从而达到调节脏腑功能的目的，对五脏六腑的病变有预防和治疗作用。另外对该部位刮拭可健胃养胃、增进食欲、强健心肺功能。女性每天坚持胸腹部刮痧，可起到丰乳瘦身、减肥美体的功效。

## 「胸部」

**取穴：** 天突、膻中、中脘、云门、中府、天溪、乳根、期门、日月、俞府、神藏、神封、胸乡

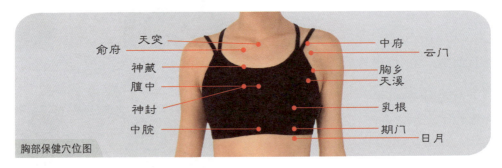

胸部保健穴位图

### 刮拭方法

自上而下，从天突穴经膻中穴刮至中脘穴30次。

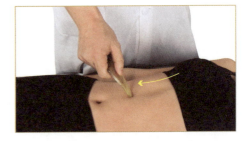

以任脉为起点，沿胸肋骨间隙由内外上方刮拭；从第一、第二肋骨间隙逐一下刮至第七、第八肋骨间隙；上刮至云门穴，中刮至胸乡、天溪穴（乳头处跳开禁刮），下刮至期门、日月穴，左右各刮30次。

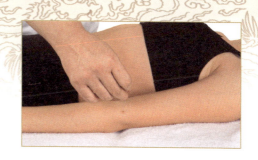

# 「腹部」

**取穴：** 中脘、气海、关元、中极、曲骨、梁门、天枢、大巨、气冲、腹哀、腹结、府舍

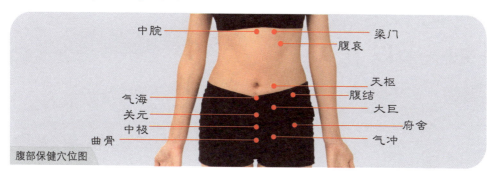

腹部保健穴位图

### 刮拭方法

自上而下，从中脘穴刮至曲骨穴，中途跳开肚脐（禁刮）；从梁门穴经天枢穴刮至气冲穴；从腹哀穴经腹结穴刮至府舍穴，各刮30次。

先刮腹中线，后刮左腹侧，再刮右腹侧。

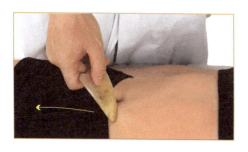
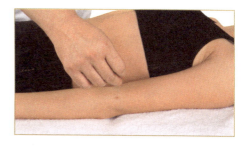

第四章 日常保健刮痧疗法

# 肘、膝关节以下保健刮痧

对人体具有重要作用的特定穴，如五输穴、原穴、络穴、郄穴等，均分布在上肢的肘关节以下和下肢的膝关节以下的经脉上。经常刮拭这些特定穴，可疏通经络、畅达气血，对四肢关节的病变有良好的预防和治疗作用，对五脏六腑有良性的调控作用，对脏腑的潜在病变也有良好的预防和治疗作用。

## 「肘关节以下」

**取穴：**

（上肢外侧手三阳经）
手阳明大肠经：从曲池穴至商阳穴；
手少阳三焦经：从天井穴至关冲穴；
手太阳小肠经：从小海穴至少泽穴。

（上肢内侧手三阴经）
手太阴肺经：从尺泽穴至少商穴；
手厥阴心包经：从曲泽穴至中冲穴；
手少阴心经：从少海穴至少冲穴。

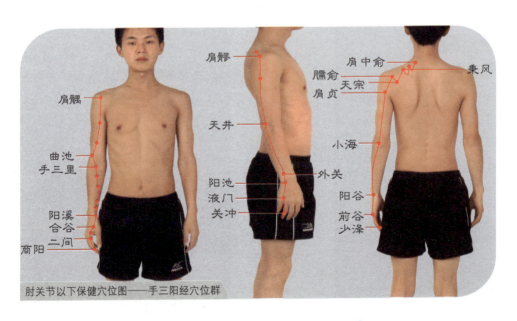

肘关节以下保健穴位图——手三阳经穴位群

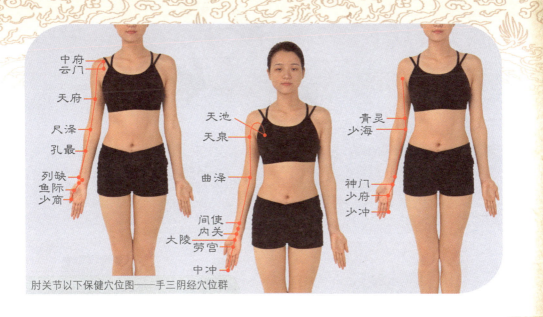

肘关节以下保健穴位图——手三阴经穴位群

### 刮拭方法

按图示方向刮拭，每条手经自上而下各刮拭30次。

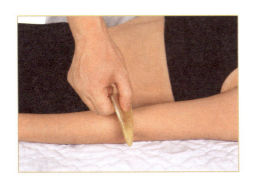

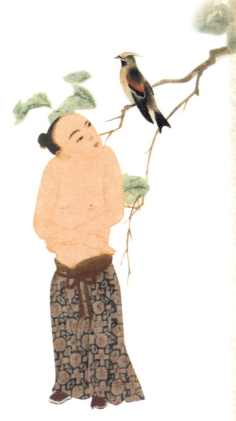

第四章 日常保健刮痧疗法

# 「膝关节以下」

**取穴：**

（下肢外侧、后侧，足三阳经）
足阳明胃经：从犊鼻穴至厉兑穴；
足少阳胆经：从阳陵泉穴至足窍阴穴；
足太阳膀胱经：从委中穴至至阴穴。

（下肢内侧，足三阴经）
足太阴脾经：从阴陵泉穴至隐白穴；
足厥阴肝经：从膝关穴至大敦穴；
足少阴肾经：从阴谷穴至涌泉穴。

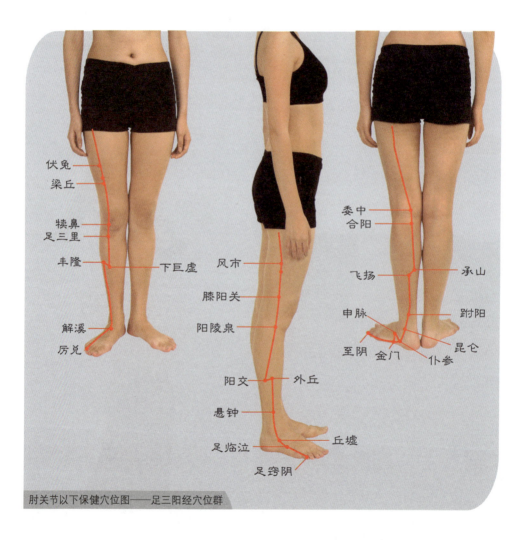

肘关节以下保健穴位图——足三阳经穴位群

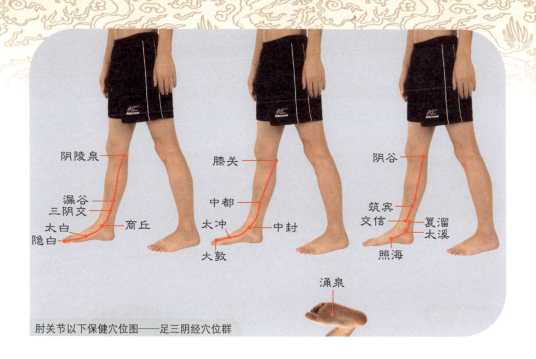

肘关节以下保健穴位图——足三阴经穴位群

### 刮拭方法

按图示方向刮拭,每条足经自上而下各刮拭30次。

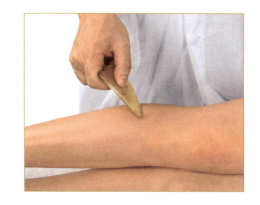

### 注意事项

肘、膝关节以下保健刮痧要持之以恒,最好每日一次;刮拭前要涂抹活血剂,以增加活血化淤、通络行气的效果;肌肉丰满处宜重刮,如下肢后侧、外侧、掌心、足底等;骨骼较多的部位宜轻刮,如手背、足背等。

# 耳、手、足部保健刮痧

生物全息理论认为,人体的五脏六腑及其组织器官,在其耳、手、足部都有相对应的全息区,对这些部位进行保健刮痧,不仅对病变脏腑有治疗作用,而且对全身各脏腑器官都有整体的调控功能。

### 刮拭方法

耳部:用刮板一角先刮耳窝30次,再刮耳轮及耳背各30次,手法宜轻,用力均匀。

手部:先用刮板薄缘刮掌心,从手腕刮至手指尖30次;再用同样方法刮拭手背30次;最后用刮板厚缘全面刮拭第二掌骨桡侧缘30次。

足部:用刮板凸缘刮拭双足,先刮足背,后刮足心,各30次。

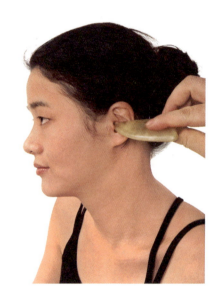

### 注意事项

耳、手、足部保健刮痧不用涂活血剂,最好先用热水浸泡双手、双足,待手足泡热后立即接触冷水;手、足部刮痧后不能立即接触冷水。

# 其他日常常用保健刮痧疗法

## 「消除疲劳」

疲劳又称"疲乏",是主观上一种疲乏无力的不适。感觉疲劳不是特异症状,很多疾病都可引起疲劳,很少有患病后感觉浑身不得劲的情况。不同疾病引起不同程度的疲劳,有些疾病表现更明显,有时可作为就诊的首发症状。可以分生理疲劳与心理疲劳。生理疲劳是疲劳在生理上的反应,心理疲劳是疲劳在心理上的反应。

### 刮拭方法

以督脉为主,沿着督脉来回刮拭,刮的时候力度由轻到重,由上到下,10分钟左右。

再刮两侧的膀胱经,力度也是由轻到重,每侧一般刮10分钟左右。

刮拭时可重点刮拭的穴位有:肩井、大椎、脾俞、胃俞、肾俞等。

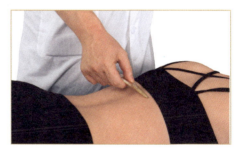

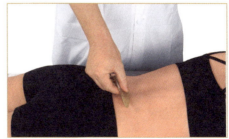

### 注意事项

刮拭过程中可以涂些润滑油在皮肤上,以使刮拭板不伤到皮肤;刮完痧以后,可以喝一杯开水,以利于身体内一些毒素的排出;刮完痧后,一般不宜立刻去洗冷水澡,也不适合去吹空调和风扇,饮食上尽量要清淡,不宜吃太刺激的食物。

## 「乌发美发」

头发除了使人增加美感之外，主要是保护头脑，夏天可防晒，冬天可御寒。它的美丽与否，对形象有比较大的影响，所以现在很多人希望把头发打理得很漂亮，但有些人却未能取得理想的效果。用刮痧的方法可以解决这一问题。通过刮痧可以促进头部的气血循环，促进毛囊的发育，使头发长得油润光滑，使变白的头发转乌，使容易脱发的头发变得牢固。

### 刮拭方法

头上经络很多，中间有督脉，两侧有膀胱经、胆经。刮痧时即可沿着经络的方向进行刮拭。刮痧板对经络的刺激，可促进气血的循环，使局部的毛囊得到气血的滋润，从而使头发变黑、变密，并得到滋润。

取肢体上的一些穴位，如肺俞、脾俞、肾俞、血海、足三里、穴等，刮的力度由轻到重。如果大面积地刮，可配合一些介质，如各种油剂或者水（剂）。

### 注意事项

刮痧的时间是以出痧为度，但不强求出痧，如果刮三分钟左右还没有痧出来，就可以换另外一个穴位。单纯的刮痧就可以起到美发乌发的目的，如果我们能配合一些饮食、中药，效果会更佳。如经常吃黑豆、何首乌、黑芝麻等，都有乌发的作用。

刮痧的时候要注意，一般是单方向地刮，不要注返地来回摩擦。如果皮肤比较干燥，可以用一些介质。整个刮痧的时间维持在15到20分钟就可以了，下次刮的时候要等到痧退了以后再刮。可以经常用刮痧板梳理自己的头发，使自己头部的气血旺盛，这样既能乌发美发，又能提高人的记忆能力，舒解头部的紧张，甚至对失眠有一定的帮助。

## 「排毒美容」

通过对面部穴位的刮拭,可以促进面部气血循环,使面部得到滋润,减少面部皱纹,达到美容的目的。面部的经络很多,穴位也很多。面部刮痧常取的穴位有印堂穴、鱼腰穴、丝竹空穴、睛明穴、承泣穴、太阳穴、迎香穴、人中穴、地仓穴、承浆穴、颊车穴、头维穴等。

### 刮拭方法

从额头中间向两边的头维穴刮拭,力度要轻,尽量不要出痧,每边大概刮3到5遍。

从中间的印堂,一直刮到太阳穴,中间经过鱼腰、丝竹空穴。

从睛明(开始)沿着上眼皮一直刮到丝竹空穴。

从睛明穴经承泣穴,刮到瞳子髎穴,每边刮3到5遍。

从外眼角一直刮到耳前。

从鼻旁的迎香穴刮到颊车穴,刮3到5遍,以面部微红为度。

从人中穴刮到地仓穴,刮的顺序是从上往下,从里向外,沿着肌肉的纹理来刮。

从承浆穴刮到地仓穴,也是3到5遍。

从下颌刮到面颊部。刮面部时,我们要轻柔和缓,每次刮拭大概在10分钟左右。

### 注意事项

通过对面部的刮拭,使面部的气血得到疏通,面部的废物得到排泄,所以面部的气色、弹性、光泽都会变好,皱纹会减少或消失。作为一种长期美容的方法,既安全又有效。如果我们能配合一些补气血的食物,再配合对身体上一些穴位的刺激,效果会更好。面部刮痧完毕以后,因为刮得比较轻,基本上不会出痧,所以说没有特别需要注意的事项,可以配合一些面部的推拿,再涂些美容的精油,效果会更好。

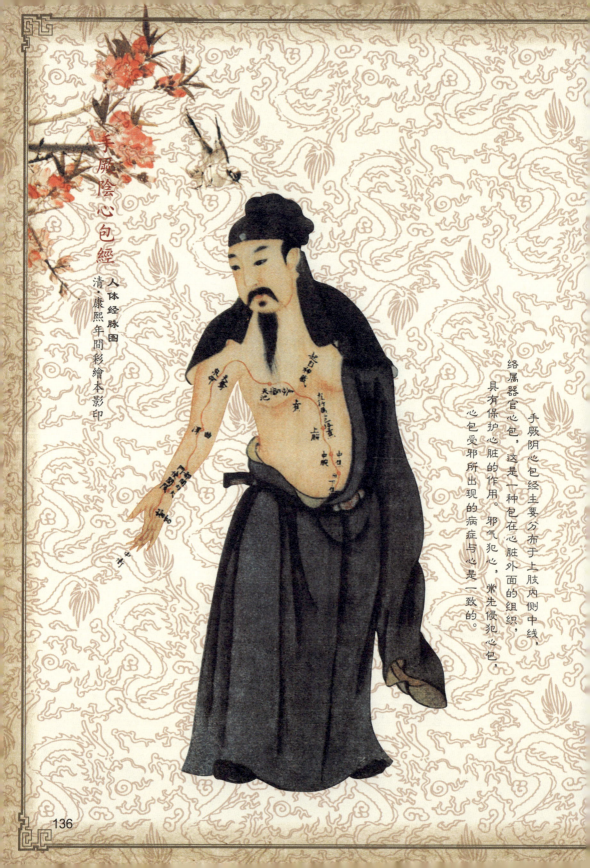

## 手厥陰心包經

人体经脉图
清·康熙年間彩繪本影印

手厥阴心包经主要分布于上肢内侧中线，络属器官心包，这是一种包在心脏外面的组织，具有保护心脏的作用。邪气犯心，常先侵犯心包，心包受邪所出现的病症与心是一致的。

# 第五章 人体腧穴使用手册

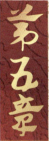
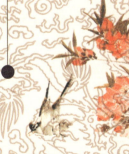

对于有意了解和掌握刮痧疗法的人来说，熟悉人体的经络、腧穴是非常必要的。而要辨认其是否为人体穴道，则可通过下列方法（这些反应有无出现，是有无穴道的重要标志）来完成：

①用手指一压，会有痛感（压痛）；②以指触摸，有硬块（硬结）；③稍一刺激，皮肤便会刺痒（感觉敏感）；④出现黑痣、斑（色素沉淀）；⑤和周围的皮肤产生温度差（温度变化）等。

# 人体的经络系统

人体的经络系统由经脉和络脉组成。经络遍布全身，联结着人体的五脏六腑，是气血运行的通道。

## 【经络的组成】

人体的经络系统是由十二经脉、奇经八脉、十二经筋、十二经别、十二皮部、十五络脉，以及浮络、孙络等组成。

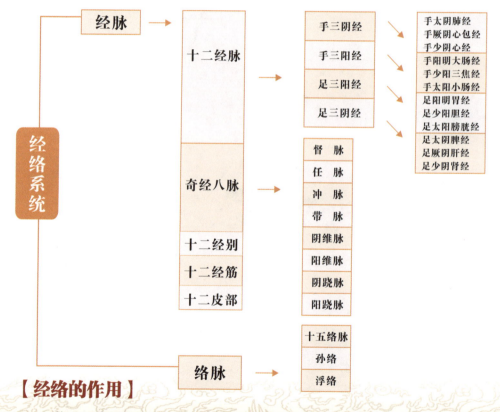

## 【经络的作用】

经络是经脉和络脉的总称。经的意思是路径，络的意思是网络。密布全身的经络系统，在人体中起着十分重要的作用。

◎ **联络脏腑：** 中医理论认为，经脉是经络系统的主干，络脉是经脉别出的分支，较经脉细小。经络内属于脏腑，入络于肢节，纵横交错、沟通内外、遍布全身。它是人体各个脏腑、脏腑与筋骨肉、脏腑与体表之间的纽带。它将人体五脏六腑、四肢百骸联结成为了一个有机的整体。

◎ **运行气血：** 遍布全身的经络是人体气血运行的通道，气血通过经络系统输送到全身。人体各部的功能活动之所以能够正常运作，就在于气血通过经络濡养全身脏腑组织器官。

◎ **抵御外邪：**《黄帝内经》载："经络，营阴阳、行气血、决死生、处百病……"经络系统可以使营卫之气密布周身，尤其是随着散布于全身的络脉，密布于皮部。其中的卫气，就是具有保卫机体功能的物质。外邪侵犯人体往往从皮毛开始，由表及里。当外邪侵犯机体时，卫气就会首当其冲地发挥其抵御外邪、保卫机体的作用。

## 【经络的应用】

经络学说是中医学分析人体生理、病理，对疾病进行诊疗的主要依据之一，在临床上有着广泛的应用。

◎ **说明病理变化：** 经络系统是联结人体内外的通道，也是病邪传入的途径，具有反映病候的特点。人体在患有某些疾病时，常常会在其经络循行通路上出现明显的压痛，或结节、条索状等反应物，相应部位的皮肤色泽、形态和温度等也会随之产生一定的变化。临床中，常常通过对这些变化的观察，来推断疾病的病理变化。

◎ **指导辨证：** 经络有其固定的循行部位及所属脏腑和组织器官。因此，根据体表相关部位发生的病理变化，就可以推断疾病的经脉和病位所在。临床上可根据所出现的症候，结合其所联系的脏腑，进行辨证归经。

◎ **指导治疗：** 经络内属脏腑，外络肢节，在临床治疗时常根据经脉循行线路，通过火罐等方法刺激体表某些腧穴，以疏通经气，调节人体脏腑气血功能，从而达到治疗疾病的目的。

# 人体经络腧穴

## 【腧穴的概念】

腧穴也就是穴位。"腧"与"输"通，有转输、输注的含义；"穴"则是孔隙的意思。腧穴的本义是人体脏腑经络之气转输或输注于体表的部位，是火罐、刮痧、按摩疗疾的主要施术部位。掌握好腧穴的定位和归经等基本知识，是正确刮痧的关键所在。

## 【腧穴的分类】

人体的腧穴众多，大体可分为十四经穴、经外奇穴和阿是穴三类。

- **十四经穴**。可简称为"经穴"，是分布于十二经脉和任、督二脉上的腧穴，是全身腧穴的主要部分。
- **经外奇穴**。又称为"奇穴"，是有固定的穴名、明确的位置和治疗作用，但没有被归入十四经脉系统的腧穴。
- **阿是穴**。又称"压痛点"、"不定穴"等，是既没有具体的名称，又没有固定的位置，以压痛点等作为腧穴使用的部位。

## 【腧穴的作用】

腧穴的主要生理功能是输注脏腑经络气血，沟通体表与体内的脏腑。临床上，常将腧穴用于诊病和治病。

- **近治作用**：腧穴具有治疗穴位所在部位及邻近组织、器官的局部病症的作用。
- **远治作用**：腧穴具有治疗穴位远隔部位的脏腑、组织器官病症的作用。尤其是十二经脉在四肢肘膝关节以下的腧穴，不仅能治疗局部病症，对本经循行所及的远隔部位的脏腑、组织器官病症的远治作用也非常突出。如"足三里"不仅能够治疗下肢病，还对调整消化系统功能，甚至人体防卫、免疫反应等都有一定的作用。
- **特殊作用**：某些腧穴具有双向的良性调整作用和相对的特异治疗作用。如天枢既可治疗泻泄，又可治便秘。大椎退热、至阴矫正胎位等。

## 【刮痧常用经络腧穴】

◎ 头颈部

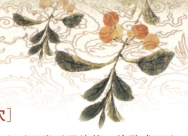

[百会穴]

患者采用正坐的姿势。百会穴位于人体头部，头顶正中心，可以通过两耳角直上连线中点，来简易取此穴。此穴为人体督脉上的重要穴道之一。

[翳风穴]

取此穴时通常采用俯伏、俯卧或正坐的取穴姿势。翳风穴位于耳垂后方，下颌角与颞骨乳突之间的凹陷处。此穴是手少阳三焦经的穴道。

[风池穴]

患者采用正坐或俯卧、俯伏的取穴姿势，以便施术者准确取穴并能顺利实施相应的按摩手法。风池穴位于后颈部，头后骨下，两条大筋外缘陷窝中，与耳垂齐平。此穴为人体足少阳胆经上的重要腧穴之一。

[睛明穴]

采用正坐或仰卧的姿势。睛明穴位于眼部内侧，内眼角与鼻根之间的凹陷处。此穴是足太阳膀胱经的穴道。

[鱼腰穴]

取穴时采用正坐或仰卧的姿势。鱼腰穴在眼眶上缘正中的凹陷处，即眉毛的中心。此穴是经外奇穴的穴道。

[风府穴]

取此穴时通常采用俯伏、俯卧或正坐的取穴姿势。风府穴位于后颈部，两风池穴连线中点，后发际正中直上1寸处。此穴是人体督脉上重要的穴道之一。

[迎香穴]

取穴时一般采用正坐或仰卧姿势。迎香穴位于面部，在鼻翼旁开约0.5寸处（在鼻翼外缘中点旁，鼻唇沟中）。此穴是手阳明大肠经穴之一。

[大椎穴]

取穴时正坐低头。大椎穴位于颈部下端，第七颈椎棘突下凹陷处。若突起骨不太明显，让患者活动颈部，不动的骨节为第一胸椎，约与肩平齐。此穴为人体督脉上的重要穴道之一。

[攒竹穴]

取穴时采用正坐或仰卧的姿势。攒竹穴在面部、眉毛内侧端，眶上切迹处。此穴是足太阳膀胱经穴道。

[瞳子髎穴]

取穴时可以采用正坐或仰卧的姿势。瞳子髎穴位于面部，目外眦旁0.5寸，眶骨外缘凹陷中。此穴是足少阳胆经的穴道。

[丝竹空穴]

取穴时可以采用正坐或仰卧的姿势。丝竹空穴位于面部，眉梢端凹陷处。此穴是手少阳三焦经的穴道。

[头维穴]

取头维穴时一般采用正坐或仰靠、仰卧姿势。此穴在头侧部发际内，位于额角发际直上入发际0.5寸，嘴动时肌肉也会动之处。此穴是足阳明胃经穴道。

[四白穴]

取穴时通常采用正坐或仰靠、仰卧姿势。四白穴位于面部，双眼平视时，瞳孔正中央下约2厘米处。此穴是足阳明胃经穴道。

[听宫穴]

取该穴道时应让患者采用正坐或仰卧、仰靠姿势。穴道位于面部耳屏前，耳门穴的稍下方，张口呈凹陷处。此穴是手太阳小肠经穴道。

[大迎穴]

让患者采用正坐或仰卧、仰靠的姿势，大迎穴位于下颌角前下1.3寸的凹陷中，咬肌附着处的前缘，面动脉搏动处。此穴是足阳明胃经的穴道。

[印堂穴]

取穴时，可以采用正坐或仰靠、仰卧姿势。印堂穴位于面部，两眉头连线中点。此穴是经外奇穴，为头面部疾病必选穴道。

[人中穴]

取穴时常常采用仰靠坐位的姿势。人中穴即水沟穴，位于上唇上中部，人中沟的上1/3与中1/3的交点，指压时有强烈的压痛感。此穴是督脉的穴道。

[耳门穴]

通常让患者采用正坐或仰卧、仰靠的取穴姿势，以便施术者能够准确地找寻穴道。耳门穴位于头侧耳前，耳屏上切迹前方的凹陷中，在听宫的稍上方，微张口时取穴。此穴是手少阳三焦经穴道。

[桥弓穴]

让患者采用正坐或仰卧、仰靠的姿势。桥弓穴是一线状穴道，从翳风到缺盆成一直线，胸锁乳突肌的前缘。此穴是按摩特定穴。

[太阳穴]

让患者采用正坐或仰卧、仰靠的姿势。太阳穴位于眼睛旁边，眉毛末端和外眼角末端的中间，向后约1寸的凹陷处。此穴是常用的奇穴。

[人迎穴]

　　取此穴道时要让患者采用正坐或仰靠的姿势。位于颈部，颈前喉结旁开1.5寸，有动脉搏动处。此穴是足阳明胃经穴道。

[率谷穴]

　　让患者采用正坐或仰卧、仰靠的姿势。率谷穴位于耳尖直上，入发际1.5寸。此穴是足少阳胆经的穴道。

[颊车穴]

　　一般让患者采用正坐或仰卧、仰靠姿势。颊车穴位于面颊部，在下颌角前上方耳下大约一横指处凹陷中。此穴是足阳明胃经穴道。

◎ 胸腹部

[气海穴]

　　取穴时，可采用仰卧的姿势。气海穴位于人体下腹部，前正中线上，肚脐下1.5寸。此穴道是人体任脉上的主要穴道之一。

[缺盆穴]

　　取坐位的姿势。缺盆穴位于锁骨上窝的中点，前正中线旁开4寸。此穴位是足阳明胃经的穴道。

[云门穴]

　　取穴时，取坐位或仰卧位的姿势。云门穴位于胸前壁外上方，抬手时，锁骨外缘下端凹陷中。此穴是手太阴肺经的穴道。

[天枢穴]

　　取仰卧的姿势。天枢穴位于中腹部，肚脐旁2寸。此穴是足阳明胃经的穴道。

[大横穴]

　　取仰卧的姿势。大横穴位于中腹部，脐中旁开4寸。此穴是足太阴脾经的穴道。

[乳根穴]

　　取穴时，可采用正坐或仰卧的姿势。乳根位于胸部，第五肋间隙，乳头直下2横指。此穴是足阳明胃经的穴道。

[上脘穴]

取仰卧的姿势。上脘穴位于上腹部前正中线上，肚脐上5寸。此穴道是任脉上的主要穴道之一。

[天突穴]

取穴时，可采用仰靠坐位的姿势。天突穴位于两锁骨上窝正中。此穴是任脉上的穴道。

[下脘穴]

取仰卧的姿势。下脘穴位于上腹部前正中线上，肚脐上2寸。此穴道是任脉上的主要穴道之一。

[关元穴]

取仰卧的姿势。关元穴位于下腹部前正中线上，肚脐下3寸。此穴是任脉上的主要穴道之一。

[章门穴]

取仰卧的姿势。章门穴位于胁肋部第十一肋端，屈肘合腋时，肘尖所止处。此穴位是足厥阴肝经上的主要穴道之一。

[中极穴]

取仰卧的姿势。中极穴位于下腹部前正中线上，肚脐下4寸。此穴道是人体任脉上的主要穴道之一。

[中脘穴]

取仰卧的姿势。中脘穴位于上腹部前正中线上，胸骨下缘与肚脐连接线的中点处。此穴道是任脉上的主要穴道之一。

[乳中穴]

取穴时，可采用正坐或仰卧的姿势。乳中位于乳头中央。此穴是足阳明胃经的穴道。

[梁门穴]

取仰卧的姿势。梁门穴位于上腹部，脐上4寸，前正中线旁开2寸。此穴道是足阳明胃经上的穴道。

[气冲穴]

取仰卧的姿势。气冲穴位于脐下5寸，前正中线旁开2寸。此穴道是足阳明胃经上的穴道。

[期门穴]

取仰卧的姿势。期门穴位于胸部，乳头直下，第六肋间隙，前正中线旁开4寸。此穴位为人体足厥阴肝经上的主要穴道之一。

[日月穴]

取仰卧的姿势。日月穴位于上腹部，乳头正下方第七肋间隙，前正中线旁开4寸。此穴是足少阳胆经上的穴道。

### [鸠尾穴]

取穴时，可采用正坐或仰卧的姿势。鸠尾穴位于上腹部，前正中线，心窝正下方，胸骨的下缘。此穴位为任脉上的穴道。

### [归来穴]

取仰卧的姿势。归来穴位于下腹部，脐下4寸，前正中线旁开2寸。此穴道是足阳明胃经上的穴道。

## ◎ 腰背部

### [大杼穴]

取穴时通常采用正坐或俯卧姿势。大杼穴位于背部，第一胸椎棘突下，旁开1.5寸。此穴是足太阳膀胱经穴道。

### [风门穴]

取穴时通常采用正坐或俯卧姿势。风门穴位于背部，第二胸椎棘突下，旁开1.5寸。此穴是足太阳膀胱经穴道。

### [肩外俞穴]

采用俯卧的姿势。肩外俞位于背部，第一胸椎棘突下旁开3寸。此穴是手太阳小肠经穴道。

### [心俞穴]

取穴时一般可以采用正坐或俯卧姿势。心俞穴位于背部，第五胸椎棘突下，左右旁开1.5寸。此穴是足太阳膀胱经穴道。

### [肩井穴]

取正坐、俯伏或者俯卧的姿势。肩井穴位于肩上，颈根部与肩峰连线的中点处。此穴是足少阳胆经穴道。

### [肺俞穴]

一般采用正坐或俯卧姿势。肺俞穴位于背部，第三胸椎棘突下，左右旁开1.5寸。此穴是足太阳膀胱经穴道。

### [膈俞穴]

采用俯卧的姿势。膈俞穴位于背部，第七胸椎棘突下，左右旁开1.5寸。此穴是足太阳膀胱经穴道。

### [肝俞穴]

采用俯卧的姿势。肝俞穴位于背部，第九胸椎棘突下，左右旁开1.5寸。此穴是足太阳膀胱经穴道。

### [天宗穴]

取正坐、俯伏或者俯卧的姿势。天宗穴位于肩胛部，肩胛骨的中心。此穴是手太阳小肠经的穴道。

### [脾俞穴]

采用俯卧的姿势。脾俞穴位于背部，第十一胸椎棘突下，左右旁开1.5寸。此穴是足太阳膀胱经穴道。

### [命门穴]

取俯卧的姿势。命门穴位于第二腰椎棘突下。此穴是督脉经重要穴道之一。

### [三焦俞穴]

取俯卧姿势。三焦俞穴位于腰部，第一腰椎棘突下，左右旁开1.5寸。此穴是足太阳膀胱经穴道。

### [大肠俞穴]

采用俯卧的姿势。大肠俞穴位于腰部，第四腰椎棘突下，左右旁开1.5寸。此穴是足太阳膀胱经穴道。

### [膀胱俞穴]

取俯卧的姿势。膀胱俞穴位于骶部，第二骶椎棘突下，左右旁开1.5寸。此穴是足太阳膀胱经穴道。

### [胆俞穴]

采用俯卧的姿势。胆俞穴位于背部，第十胸椎棘突下，左右旁开1.5寸。此穴是足太阳膀胱经穴道。

### [胃俞穴]

采用俯卧的姿势。胃俞穴位于背部，第十二胸椎棘突下，左右旁开1.5寸。此穴是足太阳膀胱经穴道。

### [腰阳关穴]

取俯卧的姿势。腰阳关穴位于第四腰椎棘突下。此穴是督脉经重要穴道之一。

### [肾俞穴]

采用俯卧的姿势。肾俞穴位于腰部，第二腰椎棘突下，左右旁开1.5寸。

### [关元俞穴]

采用俯卧的姿势。关元俞穴位于骶部，第五腰椎棘突下，左右旁开1.5寸。此穴是足太阳膀胱经穴道。

### [志室穴]

取俯卧的姿势。志室穴位于腰部，在第二腰椎棘突下，旁开3寸。此穴是足太阳膀胱经穴道。

[上髎穴]

取俯卧的姿势。上髎穴位于骶部，第一骶后孔凹陷中，大肠俞下3横指，正中线旁开1横指处。此穴是足太阳膀胱经穴道。

[会阴穴]

取俯卧的姿势。该穴位于会阴部，男性在阴囊根部与肛门中间，女性在大阴唇后联合与肛门中间。此穴是任脉的穴道。

[次髎穴]

取俯卧的姿势。次髎穴位于骶部，第二骶后孔凹陷中，上髎穴下0.5寸处。此穴是足太阳膀胱经穴道。

[下髎穴]

取俯卧的姿势。下髎穴位于骶部，第四骶后孔凹陷中，中髎穴下0.5寸处。此穴是足太阳膀胱经穴道。

[胞肓穴]

取俯卧的姿势。胞肓穴位于臀部，膀胱俞穴外侧1.5寸。此穴是足太阳膀胱经穴道。

[中髎穴]

取俯卧的姿势。中髎穴位于骶部，第三骶后孔凹陷中，次髎穴下0.5寸处。此穴是足太阳膀胱经穴道。

[长强穴]

取俯卧的姿势。长强穴位于尾骨尖下方，约为尾骨尖与肛门的中点处。此穴是督脉的穴道。

[腰俞穴]

取俯卧的姿势。腰俞穴位于骶部，后正中线上，长强穴上3寸的凹陷处。此穴是督脉的穴道。

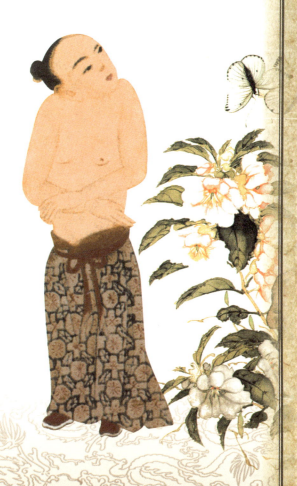

## ◎ 四肢部

### [内关穴]

取仰掌的姿势。内关穴位于前臂掌侧，腕掌横皱纹的中点向上2寸处。此穴是手厥阴心包经上的重要穴道。

### [尺泽穴]

取正坐、仰掌并微屈肘的姿势。尺泽穴位于手臂肘部，取穴时先将手臂上举，在手臂内侧中央处有粗腱，腱的外侧即是此穴（或肘横纹中，肱二头肌腱的桡侧凹陷处）。此穴是手太阴肺经上的穴道。

### [列缺穴]

取正坐或仰卧位，微屈肘，侧腕掌心相对。列缺穴位于前臂掌面桡侧缘，桡骨茎突上方，腕横纹上1.5寸，能感觉到脉搏跳动之处。简便取穴法：两手虎口自然平直交叉，一手食指按在另一手桡骨茎突上，指尖下凹陷中即是该穴。此穴是手太阴肺经上的穴道。

### [支沟穴]

取正坐俯掌的姿势。支沟穴位于腕背横纹上3寸处，桡骨与尺骨之间。此穴是手少阳三焦经穴道。

### [外关穴]

取俯掌的姿势。外关穴位于前臂背侧，腕背横皱纹的中点上2寸，与内关穴相对。此穴是手少阳三焦经上的重要穴道。

### [承山穴]

取俯卧的姿势。承山穴位于小腿后正中线上，腘横纹与踝关节跟腱连线的中点。当伸直小腿或足跟上提时，腓肠肌肌腹下出现的尖角凹陷处即是此穴。此穴是足太阳膀胱经上的重要穴道。

### [合谷穴]

让患者侧腕对掌，自然半握拳。合谷穴位于手背，第一、第二掌骨之间，约平第二掌骨的中点。简便取穴法：以一手的拇指指关节横纹，放在另一手拇、食指之间的指蹼缘上，在拇指指尖下就是该穴。此穴是手阳明大肠经上的重要穴道。

### [太渊穴]

取伸前臂仰掌位。太渊穴位于腕掌横纹桡侧端，桡动脉搏动处。此穴是手太阴肺经上的穴道。

## [足三里穴]

取仰卧的姿势。足三里穴位于小腿前外侧，外膝眼直下3寸，胫骨前嵴外缘。此穴是足阳明胃经的穴道。

## [手三里穴]

取正坐、侧腕的取穴姿势。手三里穴位于腕背横纹桡侧端与曲池穴的连线上，曲池穴下2寸处。此穴是手阳明大肠经穴道。

## [神门穴]

取正坐仰掌的姿势。神门穴位于手腕部，腕掌横纹尺侧端，掌根尺侧突起后方的凹陷处。此穴是手少阴心经上的穴道。

## [劳宫穴]

取正坐仰掌的姿势。劳宫穴位于第二、第三掌骨之间，握拳，中指指尖朝下。此穴是手厥阴心包经的穴道。

## [中冲穴]

取正坐仰掌的姿势。中冲穴位于中指尖端的中央。此穴是手厥阴心包经的穴道。

## [复溜穴]

取正坐或者仰卧。复溜穴位于小腿内侧，内踝高点与跟腱之间凹陷中向上2寸。此穴是足少阴肾经上的穴道。

## [孔最穴]

取伸前臂仰掌位。孔最穴位于前臂掌面桡侧，在太渊穴与尺泽穴的连线上，腕横纹上7寸。此穴是手太阴肺经上的穴道。

## [委中穴]

取俯卧的姿势。委中穴位于腘横纹中点。此穴是足太阳膀胱经的穴道。

## [肩髃穴]

取正坐或侧卧的姿势。肩髃穴位于肩峰前下方，上臂前举时出现的凹陷处。此穴是手阳明大肠经的穴道。

## [上巨虚穴]

取仰卧的姿势。上巨虚穴位于足三里穴直下3寸处。此穴是足阳明胃经的穴道。

[曲池穴]

取正坐、侧腕的取穴姿势。曲池穴位于肘部，寻找穴位时屈肘，横纹尽处，即肱骨外上髁内缘凹陷处。此穴是手阳明大肠经上的重要穴道。

[风市穴]

取俯卧或侧卧位的姿势。风市穴位于大腿外侧正中，直立垂手时，中指尖处。此穴是足少阳胆经的穴道。

[公孙穴]

取正坐或仰卧、跷足的姿势。公孙穴位于第一跖骨基底部的前下缘的凹陷中。此穴是足太阴脾经的穴道。

[环跳穴]

取俯卧位的姿势。环跳穴位于股外侧部，股骨大转子最高点与骶管裂孔连线的外1/3与内2/3交界处。此穴是足少阳胆经的穴道。

[血海穴]

取仰卧或正坐、屈膝的姿势。血海穴位于大腿前面，膝盖骨内上缘上2寸的凹陷处。此穴是足太阴脾经上的穴道。

[膝眼穴]

取正坐或仰卧的姿势。膝眼穴位于髌骨两侧，取穴时将膝盖弯成直角时，在髌韧带内侧凹陷为内膝眼，髌韧带外侧凹陷为外膝眼。此穴是经外奇穴。

[悬钟穴]

取正坐或仰卧的姿势。悬钟穴位于小腿外侧，外踝最高点上3寸，腓骨前缘。此穴是足少阳胆经的穴道。

[承扶穴]

取俯卧的姿势。承扶穴位于大腿后面，站立时臀下横纹的中点处。此穴是足太阳膀胱经上的主要穴道。

[殷门穴]

取俯卧的姿势。殷门穴位于大腿后侧中央，臀下横纹的中点与腘横纹的中点之间连线的中点。此穴是足太阳膀胱经上的主要穴道。

[梁丘穴]

取仰卧或正坐、屈膝的姿势。梁丘穴位于大腿前面，髌骨外上缘上2寸的凹陷处。此穴是足阳明胃经上的穴道。

## [少商穴]

取正坐仰掌的姿势。少商穴位于拇指桡侧指甲角旁约0.1寸处。此穴是手太阴肺经上的穴道。

## [阴陵泉穴]

取正坐或仰卧的姿势。阴陵泉穴位于小腿内侧，膝下胫骨内侧凹陷中，与阳陵泉相对。此穴是足太阴脾经上的穴道。

## [阳陵泉穴]

患者应侧卧或仰卧。阳陵泉穴位于膝盖斜下方，小腿外侧，腓骨小头前下方凹陷中。此穴是足少阳胆经上的主要穴道。

## [太冲穴]

取正坐或仰卧的姿势。太冲穴位于足背侧，第一、第二跖骨结合部之间凹陷中。此穴是足厥阴肝经上的重要穴道。

## [鱼际穴]

取正坐仰掌的姿势。鱼际穴位于手掌大鱼际部，第一掌骨中点，赤白肉际处。此穴是手太阴肺经上的穴道。

## [太溪穴]

取正坐，平放足底或仰卧的姿势。太溪穴位于足内侧，内踝后方，内踝最高点与跟腱之间的凹陷处。此穴位是足少阴肾经上的主要穴道。

## [极泉穴]

取正坐，前臂外展位的姿势。极泉穴位于腋窝顶点，腋动脉搏动处。此穴是手少阴心经的穴道。

## [三阴交穴]

取正坐或仰卧。三阴交穴位于小腿内侧，足内踝最高点上3寸，胫骨内侧面后缘。此穴是足太阴脾经上的重要穴道。

## [解溪穴]

取正坐平放足底或仰卧伸直下肢的姿势。解溪穴位于小腿与足背交界处的横纹中央凹陷处。此穴是足阳明胃经上的穴道。

## [昆仑穴]

取正坐或仰卧的姿势。昆仑穴位于脚外踝后方，在外踝高点与跟腱之间的凹陷中。此穴是足太阳膀胱经上的穴道。

## [涌泉穴]

取正坐或仰卧、跷足的姿势。涌泉穴位于足底部，蜷脚时足前部凹陷处。此穴是足少阴肾经的穴道。

# 刮痧常用取穴方法

## 【骨度分寸取穴法】

《灵枢·骨度篇》记述了人体各部的骨骼尺寸，经后人修改补充形成了现在的骨度分寸。这种取穴方法，无论男女、老幼、胖瘦均适用，故在临床中是最常用的一种取穴方法。

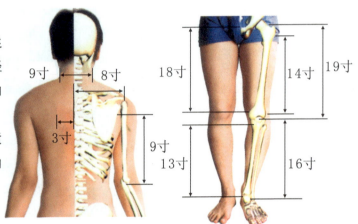

## 【同身寸取穴法】

以患者的手指为标准，进行测量定穴的方法。临床常用的有以下三种。

### ◎ 中指同身寸

是以患者的中指节屈曲进内侧两端纹头之间作为1寸，可用于四肢部取穴直寸和背部取穴的横寸。

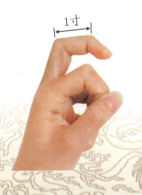

### ◎ 拇指同身寸

是以患者拇指关节的横纹作为1寸，亦适用于四肢部的直寸取穴。

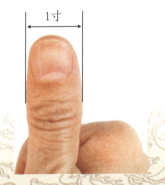

◎ 横指同身寸

又名"一夫法",是令患者将食指、中指、无名指和小指并拢,以中指中节横纹处为准,四指横量作为3寸。

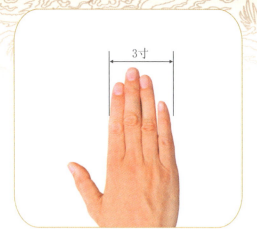

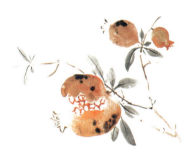

## 【人体标志取穴法】

此法是利用患者身体上能看到的或能摸到的标志取穴定位的一种方法。

◎ 骨性标志取穴法

此法在临床取穴中应用很广,由于人体骨性标志明确,因而取穴比较准确。例如:取阳陵泉穴在腓骨小头前下方。这种取穴方法要求医者能比较熟练地掌握解剖知识。

◎ 自然标志取穴法

人体有很多自然标志,如五官、发际、脐、乳头等等。用这些标志作基准取穴,方法简便易行,临床多用。如神庭穴入前发际0.5寸,攒竹在眉头凹陷处等等。以上两种人体标志取穴法,可单独应用也可同时结合应用。例如颧髎的取法是:目外眦直下,颧骨下缘凹陷中。这就是把骨性标志和自然标志结合在一起定位取穴。

## 【简便取穴法】

简便取穴法是临床上一种简便易行的方法。如垂手中指端取风市穴;两手虎口自然平直交叉,在食指端到达处取列缺穴,等等。

图书在版编目（CIP）数据

刮痧 / 黄海涛编著. -- 成都：成都时代出版社，2014.3
ISBN 978-7-5464-1100-2

Ⅰ.①刮… Ⅱ.①黄… Ⅲ.①刮搓疗法－基本知识 Ⅳ.①R244.4

中国版本图书馆CIP数据核字(2014)第015280号

# 刮痧
## GUASHA
黄海涛 编著

| | |
|---|---|
| 出 品 人 | 段后雷 |
| 责 任 编 辑 | 李　佳 |
| 责 任 校 对 | 李卫平 |
| 装 帧 设 计 | 中映良品（0755）26740502 |
| 责 任 印 制 | 干燕飞 |
| 出 版 发 行 | 成都时代出版社 |
| 电　　　话 | （028）86621237（编辑部） |
| | （028）86615250（发行部） |
| 网　　　址 | www.chengdusd.com |
| 印　　　刷 | 深圳市福圣印刷有限公司 |
| 规　　　格 | 787mm×1092mm  1/16 |
| 印　　　张 | 10 |
| 字　　　数 | 180千 |
| 版　　　次 | 2014年3月第1版 |
| 印　　　次 | 2014年3月第1次印刷 |
| 印　　　数 | 1-15000 |
| 书　　　号 | ISBN 978-7-5464-1100-2 |
| 定　　　价 | 35.00元 |

著作权所有·违者必究。
本书若出现印装质量问题，请与工厂联系。电话：(0755)82598449